암이 있으면 반드시 치료법도 있다

암을 고치고
재발, 전이를 억제하는
면역요법의 모든 것

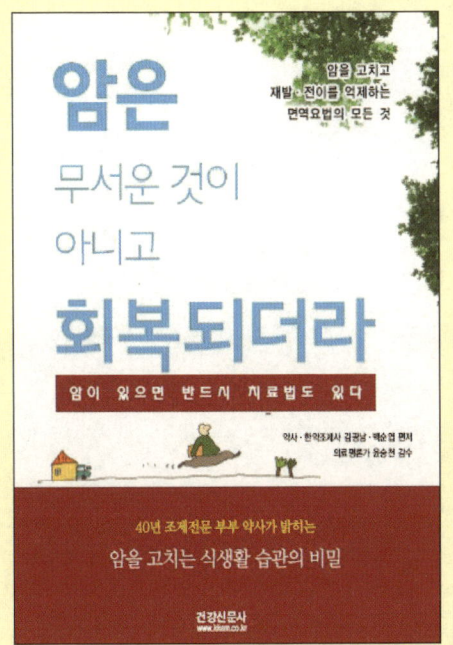

편자 / **약사 · 한약조제사 김광남 · 백순엽**
감수 / 의료평론가 윤승천
332면 / 값 15,000원

건강신문사 kksm.co.kr T. 02-305-6077

40년 조제전문 부부약사가 밝히는
암을 고치고 예방하는 식생활습관의 비밀

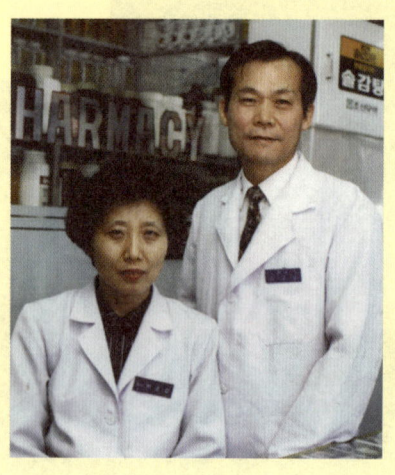

편자 / **약사 · 한약조제사 김광남 · 백순엽**
감수 / 의료평론가 윤승천
332면 / 값 15,000원

건강신문사 kksm.co.kr T. 02-305-6077

간은
부활된다

간은 부활된다

초　판 1쇄 | 1998년 01월 15일
개정 판 3쇄 | 2002년 03월 01일
개정 판 4쇄 | 2002년 04월 01일
개정 판 5쇄 | 2002년 06월 01일
개정 판 6쇄 | 2003년 08월 01일
개정 판 7쇄 | 2009년 09월 02일
개정 판 8쇄 | 2013년 11월 15일
개정 판 9쇄 | 2015년 09월 18일

저　　자 | 김광남 · 백순엽

발행인 | 윤 승 천
발행처 | 건강신문사
등록번호 | 제 8-00181호

주소 | 서울특별시 서대문구 홍은3동 400-1
전화 | 305-6077(대표)
팩스 | 305-1436

인터넷 건강신문 | www.kksm.co.kr / www.kkds.co.kr

ISBN 978- 89-6267-062-2 (03510)

정가　15,000원

＊잘못된 책은 바꾸어 드립니다.
　이 책에 대한 판권과 모든 저작권은 모두 건강신문사측에 있습니다.
　허가없는 무단인용 및 복제 · 복사 · 카페 · 블로그 · 인터넷 게재를 금합니다.

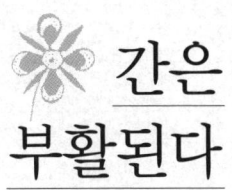
간은 부활된다

약사 · 한약조제사 김광남 · 백순엽 지음

건강신문사
kksm.co.kr

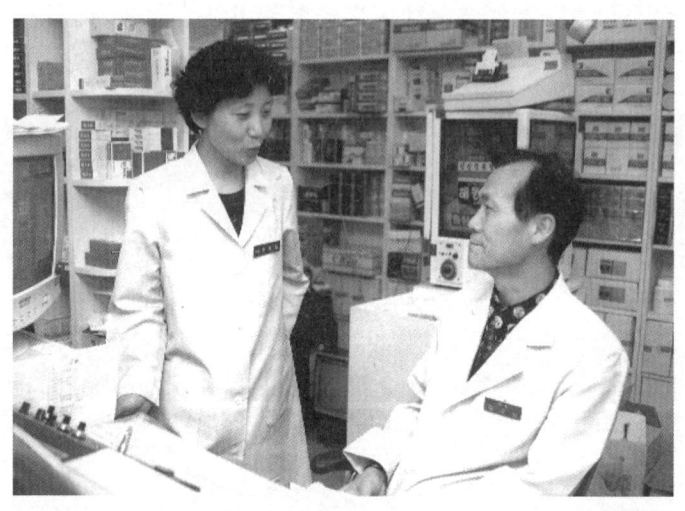

| 개정판을 내며 |

지방간, 간염, 간경화, 간암 고칠 수 있다

    필지가 30여년 전부터 오갖 비난을 무릅쓰고 줄기차게 주장해오던 '간은 반드시 부활된다'는 주장이 오늘날 최첨단 의학에 의해 검증되고 사실로 확인된 것이 무엇보다도 정말 기쁘다.
    필자가 약학과 임상을 배우던 시절에는 간장질환에는 약이 없었고 또 간장은 한번 망가지면 영원히 회복불능이라는 이론이 의학과 약학의 정론이었다.
    그런 시절에 간장질환을 고칠 수 있다고 주장하면서 감히 '간세포가 살아나고 굳은 간도 풀린다'고 나섰으니 기존 의료계나 약학계에서 얼마나 무모하다고 했겠는가?
    그러나 30여년이 지난 지금 필자의 주장은 모두 사실로 밝혀져 전세계 의학과 약학의 정론이 됐다.

심지어 간을 70% 정도나 잘라내도 감쪽같이 원래대로 부활되고 있으니 얼마나 놀라운 일인가. 30여년 전에는 상상도 못했던 일이었다.

모든 인체에서 잘라내도 원래의 모습대로 부활되는 것이 유일하게 간장이다.

간장질환자들을 치료하면서 막연히 알았던 간세포가 살아나고 간이 부활된다는 사실들이 의학이 발달하면서 분명하게 입증되고 밝혀져 긍지를 느낀다.

40여년 동안 간장병 환자들을 고쳐주다 보니 하나님이 성원을 보내주신 모양이다.

'간세포는 살아나고 간은 부활된다' 는 사실이 간장 질환자들에게도 큰 용기와 희망이 될 것이다.

지방간, 간염, 간경화, 간암을 고칠 수가 있기 때문이다.

간장질환은 절대로 고칠 수 없는 병이 아니다.

새로운 시대에 맞도록 책을 재출간해준 건강신문사에 깊이 감사드린다.

2013년 10월

김광남, 백순엽

| 책머리에 |

병이 있으면 반드시 치료법도 있어

　한 40여 년 약사로서 환자 상담과 투약을 하다보니 저절로 병과 치료법에 대한 신념을 가지게 됐다. "치료법이 없다"는 것은 인간의 논리이지 창조주의 논리는 아니라는 생각이 그것이다.

　창조주는 병을 만들었으면 반드시 그 병을 고칠 수 있는 치료법도 만들었다. 다만 인간이 그 치료법을 찾지 못하고 있을 뿐, 치료법 자체가 없다고는 생각지 않는다. 돌이켜보면 인생의 거의 전부를 환자들과, 약과 동고동락하며 보냈다.

　그러나 조물주가 꼭꼭 감춰놓은 치료법을 얼마나 찾았는지를 생각하면 부끄러울 뿐이다. 아직도 우리 주변에는 치료법이 없다는, 또는 불치, 난치병들이 얼마나 많은가.

하여 현대의학과 인간이 포기하고 있는 5대 병(어렵다, 안된다, 약 없다, 못 고친다, 죽는다)을 고칠 수 있는 치료법을 찾기 위한 노력과, 찾을 수 있다는 신념을 버리지 않을 것이다.

5대 병을 앓고 있는 환자들이 치료법이 있다는 것과, 그 치료법을 찾기 위한 신념을 가지고 살아가는 약사 또한 있다는 사실을 알고 부디 희망을 가졌으면 한다.

아울러 아직까지 치료법을 찾지 못했거나, 치료법을 찾은 약사를 만나지 못해서 고통스러워하는 환자들에게 하나님의 가호도 함께 하길 기원 한다. 약과 함께 살아온 우리 부부의 40여 년이 헛되지 않음에 기쁘고 감사하다.

의약분업이 실시되는 등 최근 몇년사이 의·약계도 급속도로 변했다. 그렇더라도 약에 대한 신념과 환자들을 고칠 수 있다는 자신감은 달라지지 않았다. 어려운 여건이지만 더 열심히 노력하겠다. 기존에 발간했던 초판의 제목이 주는 부담감 때문에 개정판부터 제목을 바꾸어 다시 출간했다.

초판이나 개정판이라도 필자의 책을 이미 읽은 독자들은 이 책을 다시 볼 필요가 없음을 분명히 밝혀둔다.

2009년 8월

김광남 · 백순엽

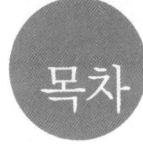

개정판을 내며 / 책머리에   5

1 난치병에 도전하는 약사부부

1. 언론이 조명한 김광남 · 백순엽 약사   16

1) 간경화, 간암, 위, 장염 치료에 비처방 터득 ·············· 16
2) 제3의학을 찾아서 - 난치병 고치는 약사 부부 ·········· 24
3) 합격탕, 수능 입시생들에게 각광 ························· 28
4) 한 길을 걷는 부부 ······································· 32
5) 간장질환 치료만 20년 ··································· 37

2. 난 · 불치병 고치는 이야기   41

1) 인체의 면역기능을 증강시키는 자연식 ················· 46
2) 긴장하거나 분노하지 말라 ····························· 51

2 간장병, 고칠 수 있다

1. 간장의 구조와 기능   56

1) 간의 구조 ·· 56
2) 간의 기능 ·· 62
  ① 대사기능(영양소의 저장 및 운송기능)
  ② 호르몬 대사기능
  ③ 담즙생산
  ④ 단백동화기능(단백질 대사)

3) 해독작용·· 73
　① 면역·배출기능
　② 지혈작용과 눈기능 강화
　③ 양기의 강화
　④ 정서적 안정과 윤택한 피부

2. 간장질환의 증상과 종류　　　　　　　　　　　81

1) 간장질환의 자각증상들 ·· 82
2) 간질환의 종류 ·· 93

3. 간질환의 발병 원인과 치료법　　　　　　　　104

1) 간질환의 시작과 경과 ·· 104
2) 지방간의 원인 ·· 106
3) 지방간의 예방법 ·· 108
4) 지방간 치료의 식이처방 ·· 109

4. 간질환을 고치는 법　　　　　　　　　　　　　113

1) 간염·간경화 ·· 113
2) 기존의 치료법과 필자의 치료법 ······························ 115
3) 간암 ·· 125
4) 식도정맥류 출혈과 비장 증대 ·································· 135
5) 단백동화 기능의 회복 치료 ······································ 136

5. 간질환과 음식요법　　　　　　　　　　　　　137

1) 금해야 할 음식 ·· 137
2) 섭취해야 할 음식 ·· 137
3) 간질환에 도움이 되는 식품들 ·································· 138

6. 간장질환의 자가진단법   146

③ 당뇨, 이렇게 고친다

1. 당뇨병의 정의   150

   1) 당뇨병이란? ……………………………………… 150
   2) 당뇨병의 원인 ………………………………… 150
   3) 당뇨병의 진단 ………………………………… 152
   4) 당뇨병의 증상 ………………………………… 153

2. 당뇨병의 치료를 위한 올바른 이해   158

   1) 당뇨병과 지방간 ……………………………… 160
   2) 당뇨병의 치료 ………………………………… 161
   3) 당뇨병 치료의 순서 ………………………… 164
   4) 당뇨병 치료의 10가지 조건 ………………… 165
   5) 당뇨 치료에 나쁜 음식 ……………………… 166
   6) 혈당강하제나 인슐린 주사 환자의
      천연면역 치료방법과 예상 치료기간 …………… 166

3. 당뇨병의 임상사례   168

④ 고혈압, 알면 이긴다

1. 고혈압의 정의   176

   1) 고혈압이란? ……………………………………… 176
   2) 혈압의 구분 …………………………………… 178

2. 고혈압의 종류와 원인   180

3. 고혈압의 증상   183

4. 고혈압의 치료 및 예방   184

5. 고혈압과 지방간   186

5 암, 치료될 수 있다

1. 암치료의 원리와 방법   190

  1) 암의 발생과 전이?   190
  2) 암세포의 특성   192
  3) 암의 발생 원인   195
  4) 임상증상   198
  5) 암의 경고 신호   199
  6) 암의 종류   199

2. 암 치료 방법   204

  1) 예방과 치료   204
  2) 현대의학   204
  3) 현대의학의 맹점   207
  4) 대체요법   208
  5) 암 치료에 대한 색다른 견해   209
  6) 암과 단백질   211
  7) 암과 산성체질   213
  8) 암 치료와 체질개선   214
  9) 암 치료와 대체요법   215

3. 투병자세와 예방법　　　　　　　　　　216

1) 암 투병자세 ·································· 216
2) 암을 예방하는 생활 ·························· 217
3) '웃음'도 치료약 ······························ 219
4) 믿음의 치유력 ································ 220
5) 암 예방을 위한 14가지 권장사항 ·········· 221
6) 이니시에터 : 발암물질, DNA를 손상시키는 것 ········ 222
7) 프로모터 : 발암성은 없으나 발암을 촉진시키는 것 ········ 223

6　위장병, 약이 있다

1. 위장병의 개요 및 원인　　　　　　　　　226

2. 소화성 궤양의 증상 및 진단　　　　　　　230

1) 증상 ·· 230
2) 진단 ·· 231
3) 감별진단 ······································ 232

3. 기능성·신경성 위장장애의 개요　　　　　234

1) 증상 ·· 235
2) 기능성 위장장애의 원인 ···················· 237
3) 기능성 위장장애의 진단 ···················· 241
4) 기능성 위장장애의 예방 및 치료 ·········· 244

4. 위장병의 치료법　　　　　　　　　　　247

7　치료사례　　　　　　　　　　　　　　252

8 무병장수를 위한 자가면역력 증강법의 원리

1. 무병장수의 기초　　　　　　　　　　　276

　　1) 육식을 적게 하고 채식을 많이 하라 ················· 276
　　2) 자연의 당분을 많이 섭취하라 ······················· 277
　　3) 적게 먹으면서 오래 씹어라 ························ 278
　　4) 번민하지 말고 숙면을 취하라······················· 279
　　5) 화를 내지 말고 많이 웃어라 ······················· 280
　　6) 욕심을 적게 가지고 많이 베풀어라 ················· 281
　　7) 옷을 얇게 입고 목욕을 자주 하라 ·················· 282
　　8) 차를 적게 타고 많이 걸어라 ······················· 284

2. 병을 만드는 요인들　　　　　　　　　　285

3. 화학가공 식품 왜 해로운가　　　　　　289

　　1) 쌀밥(백미) ······································· 290
　　2) 백설탕 ·· 293
　　3) 화학 조미료 ····································· 294
　　4) 자연염은 미네랄의 근원 ··························· 295
　　5) 소금을 먹는 방법 ································ 297
　　6) 흰 밀가루(표백수맥분) ···························· 298

4. 생야채식의 이론과 효능　　　　　　　　301

　　1) 생식 생활의 신비 ································ 301
　　2) 생식 요법의 특징 ································ 303
　　3) 생수는 왜 몸에 좋은가 ··························· 304

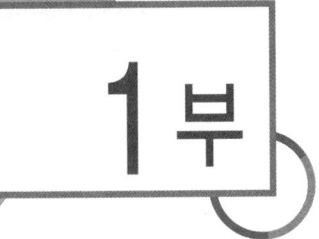

난치병에 도전하는 약사부부
· 언론이 조명한 김광남·백순엽 약사
· 난·불치병 고치는 이야기

언론이 조명한 김광남·백순엽 약사

간경화, 간암, 위·장염 치료에 비처방 터득

- 죽을 환자 고쳐준 명약사로 이름 날려

서울 영등포구 대웅프라자 약국(02-839-2276)의 김광남 약사와 백순엽 약사는 부부약사이면서 간장질환과 당뇨병, 신경통, 관절염 치료에 이름을 날리고 있는 명약사들이다.

투약을 하다보면 치료과정이나 환자의 예후가 눈에 들어올 정도라는, 것.

"사람들은 대개가 치아, 머리털, 심장 등에 대하여는 신경을

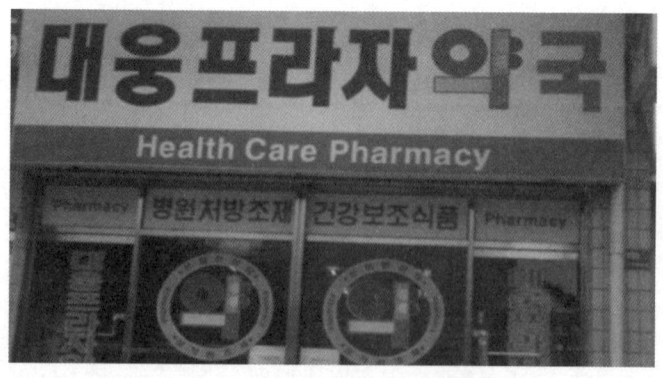

많이 쓰지만 간장에 대해서는 거의 의식을 않고 있지요. 그러나 간에 관심을 갖는다면 몸을 건강하게 유지하는 데 어려움 없이 생활 할 수 있습니다"

그러면서 김광남 약사는 간장약 조제 전문가답게 간장의 특성이나 기능에 대해 거침없이 설명했다.

"간장에 대해 대략적으로 살펴보면 간장의 무게는 약1.4㎏ 정도이며 위치는 오른쪽 상복부로, 갈빗대로 보호받고 있지요. 이 간장은 약 5백여 가지의 일을 하고 있는데 이같은 일을 화학공장에서 해 내려고 한다면 아마 5천 평 규모의 공장을 세운다 해도 해낼 수 없을 것입니다.

그만큼 간장은 정교하여 화학적 변화작용을 담당하는 1천여 종의 효소를 생산하지요. 가령 간장에서 생산하는 혈액 응고 인자가 없다고 하면 손가락을 가볍게 베기만 해도 출혈이 그치지 않아 죽고 말 것이며 같은 논리로 우리 몸을 보호하는 항체가 없다면 어떻게 되겠어요. 질병으로부터 살아남지 못할 것이며 역시 죽어야만 할 것입니다."

김 약사는 술, 담배, 커피, 감기약, 진통제 등의 독성도 핏줄을 통해 심장에 직접 투입된다면 사람들은 몇 분 안에 죽고 말 것이라고 설명했다.

그러나 핏줄에 혈액과 독성이 침범했어도 5~10초 사이면 간장에서 그 독성을 깨끗이 뽑아내기 때문에 사람들은 별탈

없이 생활할 수 있다는 것.

"그러나 모든 면에서 사람들은 무절제한 생활 습관 때문에 자신의 몸을 망가뜨리고 있으며 그러니 간에 무리가 갈 수밖에 없지요. 간에 점수를 매긴다면 1백점 만점에 60~70점 정도만 되어도 후한 점수이며 건강인이라 할 수 있지요. 저희 약국에 와서 증상을 호소하는 사람들의 말을 종합해보면 대개 어깨나 목이 뻐근하고, 수면부족을 느끼며, 눈이 피로하고, 시력이 떨어지고, 술이 약해진 것같고, 소변에 거품이 많고 황갈색이며, 만성피로감을 느끼며 일에 의욕을 잃고, 소화가 안되고, 복부 팽만감과 배에 가스가 차며, 구역질과 변비가 있고, 변이 무르고 힘이 없고, 설사를 자주하고, 양기 부족과 피부 가려움증이 있고, 쉽게 짜증을 내고, 팔다리가 시리고 저리

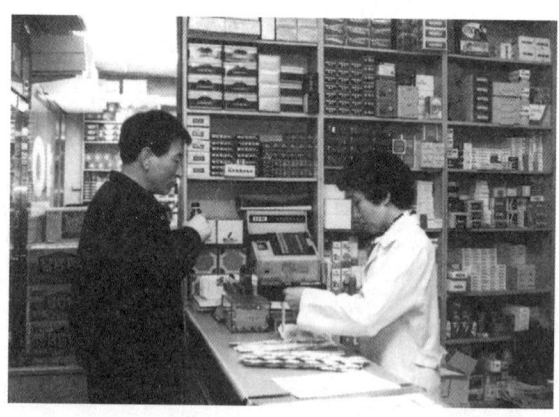

환자와 상담 중인 백순엽 약사는 전국적으로 간경화·간염·당뇨병 치료의 비처방을 터득한 명약사로 소문나 있다.

며 쥐가 난다는 것입니다.

　이같은 증상들이 괴로워서 병원에 가서 검사를 해보면 아무런 이상이 없다고 해서 더욱 괴로워하는 사람들이 있지요."

　김광남 약사는 이같은 증상에는 다 그럴만한 이유가 있다고 말한다. 이유는 병이 크게 진전이 된 후에야 검사를 해도 병명이 나오는 것이지 병이 아니고 기능이 떨어진 것이라면 앞서 말한 증세로는 검사를 해도 별다른 이상이 나타나지 않는 경우가 대부분이라는 것.

　"병이 난 후에 건강을 찾기보다는 건강할 때 더욱 건강을 지켜야 한다는 평범한 진리가 그래서 더욱 새겨두어야 할 말이지요"

　김 약사는 건강할 때 건강을 지킬 수 있는 방법중의 하나가 매사를 긍정적으로 생각하는 것이라고 일러준다.

　"감사한 마음으로 적은 것이라도 기쁘게 여겨야 할 것입니다. 세상살이 위만 쳐다보고 불평만 한다면 어떻게 되겠어요. 또 만약 오진으로 '당신은 암'이라고 진단 받았다면 어떻게 되겠어요. 그러므로 마음은 건강이며 기쁘게 살아가는 것이 건강을 유지하는 큰 비결입니다."

　김광남, 백순엽 부부 약사가 명약사로서 이름을 얻기 시작한 것은 십수 년 전부터의 일이다.

　서울 은평구 응암동의 하동환 씨(60)는 병원에서도 포기한 중증 간경화 환자였는데 김 약사를 만나 기적적으로 소생했다.

김 약사는 하동환 씨를 치료하면서 간은 부활된다는 사실을 믿게 됐다고 설명했다. "당시 하동환 씨는 병원에 입원해 있으면서 치료를 받았었는데 몇 달 지나더라도 길이 없다고 해서 퇴원 후 제 얘기를 어떻게 듣고 제게 찾아왔었어요.

처음에는 저도 정말 쳐다보기가 어려울 정도였어요. 얼굴색하며 배의 복수, 고통을 못 견뎌하던 그때의 그 모습… 그의 부인이 두 달 살면 다 산다고 해서 주위 사람들한테 부의금도 받았다고 했습니다."

하 씨는 그후 김 약사의 처방에 따라 약을 조제, 복용하기 시작했다.

약 복용 30일쯤 후부터 차츰 효과가 나기 시작하더니 90일쯤 지나자 그렇게 컸던 배도 줄어들고 생기가 돌아 병원에서 다시 동위원소로 촬영했더니 나무토막처럼 굳었던 간이 부활이 된 것이었다.

두 달밖에 더 살지 못한다는 하씨는 김 약사를 만난 후 10년이 넘는 지금까지도 건강하게 잘 살고 있는 것이다.

김 약사는 그렇게 하씨와 같은 간경변 등 간장 질환자들을 수없이 치료했으며 그 기록들을 보관하고 있다고 밝혔다.

"또 생각나는 환자는 호선균 씨라는 환자였어요. 86년도 가을이었는데 그때 나이 50세였어요. 간경화라는 진단을 받고 병원에 몇 달 입원했었으나 차도가 없던 터에 제 얘기를 들은 모양이었어요. 처음 한 달치의 약을 복용하고 다시 와서 또 한 달분의 약을 조제해갔습니다.

두 달분의 약을 다 복용한 뒤 다시 약국에 와서 하는 말이 약 복용 후 병원에서 검사를 다시 했었는데 친구인 의사가 "거 참 이상하다, 이상도 하다"며 혼자 중얼거리기에 "왜 그러느냐"고 물었더니 B형 간염 바이러스가 보이지 않는다는 것이었어요. 그래서 검사한 친구가 이상하니 다음달에 다시 검사를 해보자고 했다며 약조제를 부탁하는 거였어요"

호 씨는 다시 1개월분의 약을 더 복용한 뒤 재검사를 한 결과 간경회는 물론 간염까지 치료됐다는 결과가 나왔다고 인사했다.

그렇게 치료한 호선균 씨는 현재 철강회사 대표로 일하고 있다고 설명했다.

"간장이 강하면 감기도 잘 안 걸립니다. 정신이상이나 심장병, 고혈압, 저혈압, 또는 위·장염, 궤양, 당뇨병, 치질, 정력감퇴, 신경통, 관절염, 간질 등의 질환들도 간기능 저하 때문이라고 봐야지요.

간장의 기능이 활발해지면 인체의 원리상 웬만한 질환쯤은 이겨낼 수가 있습니다."

한약에서 좋은 약, 양약에서 꼭 필요한 약을 합쳐서 처방하다보니 특효약을 조제할 수 있게 됐다는 김광남 약사는 상기의 병들에도 양약, 한약 등 10여 종의 약을 복합 처방한 특효약이 있다고 밝혔다.

기자와 만난 날에도 전북 익산에서 박기철 씨(68세)가 소문을 듣고 김 약사를 찾아왔다.

마음을 기쁘게 가지고 자신 있게 약을 먹으면 자신이 자신하는 질병만은 치료할 수 있다는 김 약사는 대개 자신에게 오는 환자들이 병원에서 포기한 중증의 환자들이 많은데 이런 환자들이 자신의 약으로 치료됐다는 사실에 기쁨을 느낀다고 말했다.

김 약사는 또 하나님을 믿으니까 두려움이 없어지고 매사에 자신감이 생긴다면서 자신이 독실한 크리스천임도 밝혔다.

"빛과 소금이 되라. 그와 같이 되도록 노력하여라"는 성경의 구절을 늘 염두에 두고 생활하고 있다는 김 약사는 세상살이에서 손해보는 듯 살아야 마음이 편하다며 삶의 철학을 피력하기도 했다.

조선대 약대를 나와 숙대 약대를 나온 백순엽 약사를 부인으로 맞아 외길인생을 걸어온 이들 부부약사가 명약사로서 명성을 얻고 있는 것은 자신의 일을 천직으로 생각하고 있는 직업관 때문인 듯도 했다.

매사를 긍정적으로 받아들여 세상의 빛과 소금이 되라는 말씀으로 살아가는 우리시대의 명약사 김광남, 백순엽 약사.

어쨌든 이들 부부 약사가 질병으로 고통받고 있는 환자들에게 빛과 소금이 되고 있는 것만은 분명하다.

【일요건강 / 1997년 10월호】

제3의학을 찾아서 - 난치병 고치는 약사부부

- 새 조제법 개발 성인병(생활습관병) 치료
  20여 년 간 병원서 포기한 환자 치료율 높여

"병원에서 고치지 못했던 병을 약국에서 고쳤다."

이는 난치병에 걸린 환자가 운 좋게 노련한 약사를 만나 치료에 이른 경험이다.

일반적으로 우리나라 사람들이 사망에 이르는 확률이 가장 높은 질환은 '성인병'인 것으로 알려져 있다.

이에 따라 의사는 물론 제약회사 사이에서도 성인병을 정복하기 위한 노력이 끊임없이 이어져 왔다. 또 이같은 노력은 의식 있는 약사들에게서도 꾸준히 이어져 최근 성인병 전문 치료에 노력하는 약국이 늘어나고 있다.

즉 환자에게 여러 방법으로 치료제를 투여, 여기서 나오는 통계로 치료율을 높이는 것.

그중 최근 주목을 받고 있는 약국은 서울 영등포구 대웅프라자 약국(02-839-2276)의 김광남 약사와 백순엽 약사다.

이들은 부부약사로 지난 20여년간 성인병 환자를 치료한 결과를 토대로 새로운 조제법을 개발, 간장질환과 당뇨병, 신경통, 관절염 치료에 큰 효과를 거두고 있어 화제가 되고 있다.

김광남 약사는 "지난 20여 년 동안 간이 좋지 않아 약국을 찾는 사람들은 대부분 치료시기가 지났거나 상식이 없어 악화된 상태인 사람입니다.

또 당뇨나 고혈압 등의 질환자 또한 치료시기를 놓친 후에 약국을 찾는 경우가 많습니다"고 말하고 "이것이 항상 가슴 아픈 일이었다"고 덧붙였다.

김광남 백순엽 부부 약사가 명약사로서 이름을 얻기 시작한 것은 지난 1980년부터다.

서울 은평구 응암동의 하동환 씨(당시 나이 60세)는 병원에서도 포기한 중증 간경화 환자였다. 당시 하동환 씨는 병원에 입원해 있으면서 치료를 받았으나 가망이 없다는 진단을 받고 퇴원 후 약국을 찾은 환자였다.

처음에는 쳐다보기도 어려울 정도였다고 김 약사는 술회했다.

김 약사는 그런 하씨에게 한약과 양약, 그리고 식생활 건강법을 처방, 복용하게 했다.

약 복용 30일쯤 후부터 차츰 효과가 나기 시작하더니 90일쯤 지나자 그렇게나 컸던 배도 줄어들고 생기가 돌아 병원에서 다시 동위원소로 촬영한 결과 나무토막처럼 굳었던 간이 부활이 된 것이었다.

두 달밖에 더 살지 못한다는 하 씨는 김 약사를 만난 후 10

년이 넘는 지금까지도 건강하게 잘 살고 있는 것이다.

김 약사는 그렇게 하씨와 같은 간경변 등 간장 질환자들을 수백 여명 치료했으며 그 기록들을 보관하고 있다.

김 약사가 내놓은 자료에 따르면 호선균 씨라는 환자도 약사를 잘 만나 병을 고친 경우.

지난 86년 가을, 그때 나이 50세였던 호 씨는 간경화라는 진단을 받고 병원에 몇 달 입원해있다 차도가 없어 김 약사 이야기를 듣고 찾아온 환자였다.

두 달 분의 약을 복용시킨 후 병원 검사결과 B형 간염 바이러스가 보이지 않더라는 것.

호 씨는 다시 1개월 분의 약을 더 복용한 뒤 재검사를 한 결과 간경화는 물론 간염까지 치료됐다는 결과를 받았다.

"간장이 강하면 감기도 잘 안 걸립니다. 정신이상이나 심장병, 고혈압, 저혈압, 또는 위와 장염, 궤양, 당뇨병, 치질, 정력감퇴, 신경통, 관절염, 간질 등의 질환들도 간기능 저하 때문이라고 봐야지요. 간장의 기능이 활발해지면 인체의 원리상 웬만한 질환쯤은 이겨낼 수 있습니다."

한약에서 좋은 약, 양약에서 꼭 필요한 약을 합쳐서 처방하다 보니 특효약을 조제할 수 있게 됐다는 김광남 약사는 상기의 병들도 양약, 한약 등 10여 종의 약을 복합하면 좋은 효과를 거둘 수 있다고 밝혔다.

마음을 기쁘게 가지고 자신 있게 약을 먹으면 자신이 자신하는 질병만은 치료할 수 있다는 김 약사는 대개 자신에게 오는 환자들이 병원에서 포기한 중증의 환자들이 많은데 이런 환자들이 자신의 약으로 치료됐다는 사실에 기쁨을 느낀다고 말했다.

【대한일보 / 1997년 10월 25일자 / 장익경 기자】

합격탕, 수능 입시생들에게 각광

- '수험생증후군' 과학적·전문적으로 분석 특수 처방·조제

각종 수험생들에게 흔한 스트레스, 소화불량 등 이른바 수험생 증후군들을 치료하면서 집중력 강화와 기억력을 증진시켜주는 투약요법을 과학적이고 전문적으로 실시하는 특수처방 수험생 전문약국이 국내 처음으로 등장해 화제를 모으고 있다.

서울 영등포구 대웅프라자 약국(839-2276) 김광남 약사와 백순엽 약사는 수험생 증후군을 30여 년간 전문적으로 치료해 온 특수 전문 약국으로 최근 각종 수험생들과 학부모들로부터 호평을 받고 있다.

이들 두 약사는 부부이면서도 각기 다른 곳에

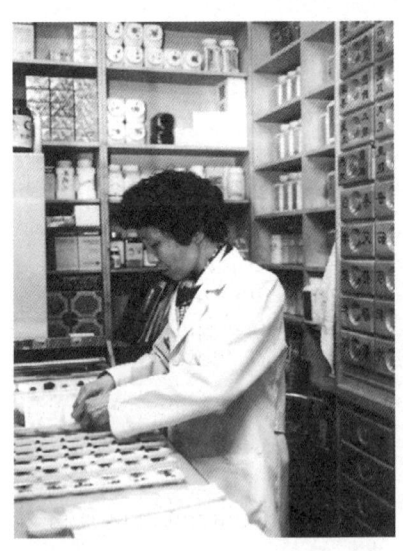

수험생들에게 집중력강화와 기억력을 증진시켜 주는 투약요법이 등장해 화제를 모으고 있다.

서 개국하고 있는 이색적인 부부 약사여서 더욱 관심을 모으고 있다.

약국으로서 이처럼 수험생들을 위한 특수처방과 조제를 과학적, 전문적으로 시도하는 것은 처음으로 국내의 치열한 입시 증후군을 뒷받침하는 한편 앞으로 이 분야가 새로운 투약시장으로 떠오를 전망을 보이고 있다.

입시나 면허(자격)시험, 승진시험을 앞둔 수험생들이라면 정신적 스트레스로 인한 두통, 소화불량, 집중력 저하 등 한두가지 신체적 질환은 누구나 겪고 있는 것이 현실정이다.

특히 대입 수능시험을 20여 일 앞둔 요즈음은 집중력과 기억력을 증진시켜주는 한약재에다 신경성 소화불량과 스트레스를 해수해주고 체내 피로·독소 물질을 제거시켜주면서 인체의 면역증강과 독서력, 의지, 신념을 배가시켜주는 특수 파장을 첨가한 이른바 합격탕이 대입수험생들에게 각광을 받고 있다.

대다수의 수험생들은 심리적·환경적 요인으로 인한 지속적인 스트레스와 긴장으로 집중력이 저하되거나 기억력감퇴, 건망증, 만성적 두통, 뒷목땡김, 소화불량, 식욕감퇴, 견비통, 요통, 불면증, 생리불순, 졸음증, 어지럼증, 조급증, 불규칙한 대변, 가슴이 답답하고 두근거리는 등의 각종 수험생증후군을 겪게 된다.

대웅약국과 건강약국에서는 이같은 질환을 겪고 있는 수험생들에게 기존의 보약재에다 특수파장 처방을 첨가한 합격탕을 수험생 개개인의 체질에 따른 투약으로 치료해 주고 있다.

이 두 약국을 개국하고 있는 김광남 백순엽 부부약사는 30여 년 간 각종 수험생들의 증상과 상태를 집중적으로 연구 투약하면서 이같은 탕재를 개발하게 되었다며 이 탕제를 투약할 경우 수험생증후군의 치료와 함께 집중력 강화와 기억력도 눈에 띄게 증진된다고 밝혔다.

김광남, 백순엽 약사는 사향, 게르마늄, 웅담, 우황, 홍삼액, 원지, 석창포, 녹용, 죽여, 연자인 등 30~40여 종의 한약재를 수험생들의 체질에 따라 가감 투약하고 있다면서 우리나라의 특이한 교육 풍토에서 특히 대입·고입시험을 앞둔 청소년들이 심한 수험생 증후군을 겪고 있는 것을 보고 이들에 대한 처방·투약을 과학화, 전문화하게 됐다고 말했다.

학원폭력 등 청소년들의 비행이나 자살 등 사회 문제화되고 있는 청소년 문제도 사실상 수험생 증후군에서 비롯되고 있다는 것이 이들 부부 약사의 주장이다.

강남구 압구정동 주부 손혜진(45) 씨는 수능시험을 앞두고 입시 증후군에 시달리는 아들을 위해 무엇을 할까 고민하다 이들 약국을 찾았다며 아들이 약국을 다녀온 후 정서적으로 상당히 안정된 것같다고 말했다.

공무원 시험을 앞둔 20대 초반의 오철수 씨(은평구 응암동)는 늘 만성두통과 긴장감 불안감에 시달렸었는데 이들 약국을 찾고부터는 자신감을 얻었다고 말했다.

김광남, 백순엽 부부 약사는 이미 간질환(간염, 간경화), 당뇨병, 위장병 등에도 비처방을 터득해 약계에서는 죽을 환자를 살려준 명약사로 이름을 날리고 있는 유명 부부 약사이기도 하다.

【연예영화신문/1997년11월12일자/윤경숙 기자】

한 길을 걷는 부부

- 간질환·당뇨에 탁월한 효능 발휘하는 명약사
김광남·백순엽 부부의 30년 신념

'병이 있으면 반드시 약이 있다'

병원에서 포기한 환자를 약사가 고친다? 의아한 일이다. 대부분 약으로 치료하다 결과가 없을 때 병원을 찾는 게 일반적인 방법이니까.

30년 약사의 길을 걸어온 김광남·백순엽부부. 간장질환 당뇨병에 특히 이름을 날리고 있는 이들 부부는 실제로 의사가 포기한 중증 간경화 환자를 기적적으로 소생시켜 유명해진 부부이기도 하다.

"당시 약국을 찾아온 하동환(60)씨는 병원에 입원 치료를 받았는데 방법이 없다고 해서 퇴원 후에 제 얘기를 듣고 이곳을 찾아왔더군요. 얼굴색을 까맣게 그을렸고 배에 복수가 찬 상태였죠. 약을 조제해주고 복용 30일쯤부터 차츰 효과가 나더니 90일쯤 되자 배도 줄어들고 생기가 돌았습니다. 병원에서 동위원소 촬영을 했더니 나무토막처럼 굳었던 간이 부활됐더라구요".

두달밖에 살지 못할 거라던 하 씨는 김 약사를 만난 후 10년이 넘는 지금까지도 건강하게 살고 있다. 김 약사의 치료 비법은 한약에서 좋은 약과 양약의 꼭 필요한 약을 합쳐 특효약을 조제한 것이다.

이들 약사부부는 간장질환과 당뇨병, 신경통, 관절염 치료에 소문난 명약사들이다.

간을 건강의 초석이라고 강조하는 김 약사는 간장의 특성과 기능에 대한 설명을 놓치지 않는다.

"약 1.4kg이라는 간장은 5백여 가지의 기능을 담당합니다. 아마도 이같은 일을 화학공장에서 소화하려면 5천 평 규모의 공장을 세워야 할겁니다. 간장은 화학적 변화작용을 담당하는

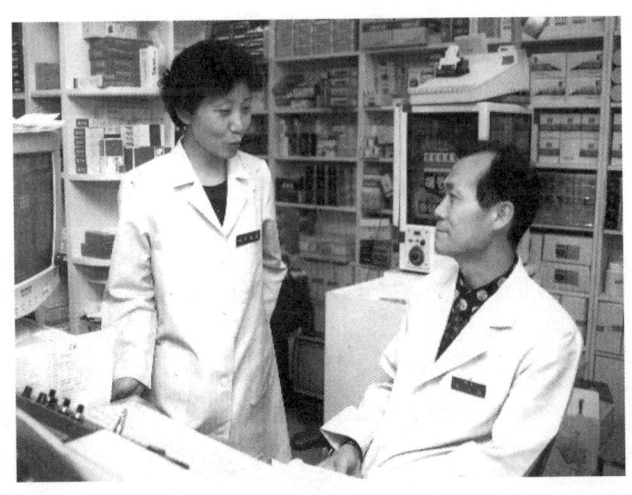

김광남·백순엽 약사는 한 길을 걷는 약사부부로 20여년 전부터 간장(간세포)의 부활을 주장했던 전문약사이다.

1천여 종의 효소를 생산합니다. 가령 혈액응고인자를 생산하지 못하면 가볍게 손가락을 베어도 출혈이 그치지 않아 죽고 말 것입니다".

김 약사는 술이나 담배 커피 진통제 등의 독성을 핏줄을 통해 심장에 직접 투입하면 사람들은 몇 분 안에 죽고 말 것이라고 덧붙인다. 그러나 핏줄에 혈액과 독성이 침범했어도 5~10초 사이면 간장이 독성을 깨끗이 뽑아내기 때문에 사람들은 별 탈 없이 생활할 수 있다는 것이다.

어깨·목이 뻐근하고 수면부족을 느끼며 눈이 피로하고 시력이 떨어지는 현상, 소화가 안되고 복부 팽만감과 구역질·변비 등의 증상을 호소하는 것 모두 기능성 저하에서 비롯된다고 덧붙인다. 때문에 첨단 기기로 검사해도 병명을 알 수 없는 것이다.

김 약사는 이처럼 기능 저하를 회복시키고 건강을 지키기 위해서 '긍정적인 마인드'를 강조한다. 적은 것이라도 매사에 감사하는 마음으로 기쁘게 여기는 것을 생활화하면 알게 모르게 건강에 나타난다는 것이다.

"간장병을 고치는 데는 약보다 음식주의가 중요합니다. 간염도 그 자체로서는 별일 아니지만 간에 지방이 끼면 간경화·간암으로 발전하는 것입니다. 혈압·당뇨·심장병·중풍·암 등의 성인병에도 무방비 상태가 되죠. 아침을 거르고 저녁을 포식하는 경우엔 지방간을 피할 수 없습니다. 특히 사골국이나 개소주 염소 등을 자주 드시는 분은 반드시 운동으로 지방을 낮춰야 간장질환을 예방할 수 있습니다".

김 약사의 간장질환 조제약은 복용 즉시 효과가 나타난다. 초기에 간기능 수치가 일시 급상승하거나 설사를 하는 경우가 있다. 간에 끼인 지방과 기타 독성분이 동시에 제거되는 과정이다.

이 과정이 지나면 몸은 정상으로 회복된다. 이것은 닛셀 등 간수치만 조절하는 임시방편이나 인터페론 주사의 경우보다 정확하고 확실한 방법이라는 게 김 약사의 설명이다.

당뇨병 치료에 일가견을 보이는 김 약사는 당뇨를 고혈압, 암, 심장병, 중풍 등을 부르는 위험한 병이라고 강조한다. 지방과 단백질의 과다섭취에서 비롯되는 당뇨 또한 식습관으로 고치는 것이 가장 빠른 길이라는 설명이다. 어디 이뿐일까. 고혈압, 심지어 암도 마찬가지라고 얘기한다.

고기, 계란, 우유, 담배 등의 음식을 삼가고 채식위주로 식생활을 바꾸면 어느 정도 치료의 성과를 볼 수 있다고 장담한다.

지난 30년간 김 약사 부부는 컴프리라는 기적의 식물을 이용, 여러 가지 성인병을 치료해왔다.

산성체질에서 유발되는 암을 비롯, 간염, 지방간, 간경화는 물론이고 혈압·당뇨·신경통·관절염 환자들에게 한줌의 빛이 되었던 이들 부부. 병원서 치료하지 못한 사람들을 수없이 살려냈던 이들에게 관심이 집중되고 있음은 물론이다.

【오늘의 한국/1998년 5월호/김기완 국장】

간장질환 치료만 20년

- '난·불치병 연구회' 산파역 맡은 김광남 약사

각종 성인병(생활습관병) 환자들이 늘어나면서 최근 성인병(생활습관병) 전문 치료에 적극 나서는 실력 있는 약사들 또한 늘어나고 있다. 서울 영등포구 문래동 대웅약국의 김광남 약사. 간장질환과 당뇨병, 신경통, 관절염 치료에 일가견을 갖고 있다고 소문이 나있다. 문래동 터줏대감으로 지난 20년간 문래동에서 약국을 개업하고 있지만 그를 찾아오는 환자들은 전국에서 올라온다. 지난 20여 년간 성인병 환자들을 치료한 결과를 토대로 새로운 조제법을 개발, 간장질환과 당뇨병, 신경통, 관설염 치료에 큰 효과를 서두고 있기 때문이다.

간장질환 치료로 명약사라 불려

"약이란 무엇보다도 먼저 정성이 우선입니다. 환자들을 대할 때 사랑과 기도하는 마음으로 치료하고 약을 제제하면 효과도 그만큼 빨리 나타나고 정확히 나타나는 것을 확인할 수 있습니다."

약국의 친절은 바로 정성이라고 믿으며 그는 환자들을 대한다고 한다. 그의 정성스런 약조제와 친절함은 지역 주민들은 물론 멀리서도 그를 찾아오게 만들었다. 그러나 멀리서 김광남 약사를 찾아오는 환자들은 대부분 치료시기가 늦은 중증의 성인병 환자들이 많다고 했다. 그에게 마지막 희망을 걸고 찾아오는 사람들이라는 뜻이다.

서울 은평구 응암동의 하도환 씨는 병원에서도 포기한 중증 간경화 환자였다. 당시 하동환 씨는 병원에 입원해 있으면서 치료를 받았으나 가망이 없다는 진단을 받고 퇴원 후 그를 찾아온 환자였다.

처음에는 쳐다보기도 어려울 정도로 상태가 나빴다. 김 약사는 그런 하 씨에게 한약과 양약, 그리고 식생활 개선법을 처방하고 복약지도에 충실히 따를 것을 권했다. 약 복용 30일쯤부터 차츰 효과가 나기 시작하더니 90일쯤 지나자 그렇게 컸던 배도 줄어들고 생기가 돌아 병원에서 재검사한 결과 나무토막처럼 굳었던 간이 부활이 된 것이다. 두 달밖에 더 살지 못한다는 시한부 삶을 선고받았던 하씨는 지금까지도 건강한 생활을 누리고 있다고 한다. 김 약사는 그렇게 하 씨와 같은 간경변 등 간장질환 환자들은 수백여 명 치료했으며 그 기록들을 보관하고 있다.

"간염 근본 원인인 지방질의 제거 없이 간 기능 수치를 조절하는 약을 쓰는 것은 치료가 아니라 당장의 응급처치일 뿐입니다. 또 지방간이 상당히 진행된 상태인 간경화를 고치는 데는 총 6개월 정도 걸리지만, 한 달 내지 두 달이면 가시적인 효과가 나타나기 시작합니다."

그는 간암 치료에 있어서도 간경화 치료약과 동시에 비타민 B_{17} 치료법을 병행하면 효과가 크다고 말한다. 이 치료법은 부작용이 없고 약값도 2백만 원 미만이며 치료와 생명연장의 효과가 뛰어나다는 것이다. 더구나 간경화를 거의 치료할 수 있어 상당히 효과적인 방법이라고 설명한다.

비타민 B_{17}은 살구씨에 함유되어 있는 아미그다린(레트릴이라고도 부름)으로 그 효과에 대해서는 18세기 경부터 알려져 있었다. 프랑스에서도 항암 작용이 확인되어 사용되고 있고, 멕시코의 콘트레아스 박사에 의하면 비타민 B_{17}을 사용한 결과 말기암 환자 중 40%가 회복되었으며 25%는 부분적 회복이 되었고 통증 경감과 식욕증신을 보았나고 한다.

그는 한약에서 좋은 약, 양약에서 꼭 필요한 약을 합쳐서 처방하다보니 간질환의 특효약을 조제할 수 있게 됐다고 설명한다. 그 외에도 각종 성인병들에도 양약, 한약 등 10여종의 약을 복합 처방한 특효약이 있다고 밝혔다.

난·불치병 연구회 산파역 맡아

마음으로 살아간다는 그는 요즘 가칭 '한국 난·불치병 연구회' 라는 모임을 만들기 위해 동분서주하고 있다. 이 연구회는 난·불치병의 진단과 치료에 관한 연구와 정보를 교환하고 질환의 관리와 예방요령을 널리 알림으로써 많은 환자들을 고통에서 헤어나게 하는 것을 목적으로 하고 있다. 주변에서 각종 난·불치병 환자들이 정체 불명의 치료법 때문에 정신적·물질적 피해를 보는 사례들을 익히 알고 있고 또한 적절한 치료법을 찾지 못해 고통받는 환자들을 많이 보아왔다.

이같은 난치와 불치병을 극복하기 위해 우선은 뜻을 같이 하는 실력 있는 약사들을 중심으로 모임을 만들어 점차 모든 의료인, 일반인들에게까지 문호를 개방할 계획이라고 밝혔다.

【KBS 건강365 / 1998년 7월호 / 박권규 기자】

난·불치병 고치는 이야기

인체의 자가면역 기능을 증강시켜라

국제 대체요법 관련 세미나에 참석차 아내 백순엽 약사와 함께 이달 초 한 열흘간 미국에 다녀온 적이 있다.

사실 약국을 운영하면서 하루 이틀도 아닌 열흘씩이나 문을 닫는다는 것은 쉬운 일이 아니다.

단골 환자들이나 인근 주민들의 불편은 말할 것도 없거니와 경영적인 측면에서도 큰 손실을 감수해야만 하기 때문이다.

수십 년 동안 매약보다는 조제 전문 형태로 약국을 운영해 온 우리 부부로서는 난·불치병 치료에 관한 국제적 세미나라는데 이런 기회도 자주 없을 것 같아 정말 큰마음 먹고 두 곳 다 무려 열흘씩 약국문을 닫았다.

우리나라처럼 양방이나 한방이나 하는 식으로 의료이원화가 아닌 의학 그 하나로 일원화돼 있는 미국에서는 소위 현대의학의 범주를 벗어난 모든 치료법, 이를테면 한방요법·민간요법·생식요법 등등을 모두 대체의학으로 명명하면서 특히 현대의학에서 한계가 드러나고 있는 난·불치병 치료에 원용하고 있는 추세이다.

이런 측면에서 역시 미국은 우리보다 신학문이나 새로운 것에 대한 무조건적인 배척이나 거부보다는 그 원리를 찾아 이론과 과학적인 근거를 마련하려는 진지함이 훨씬 앞서있다. 현대의학의 한계나 함정을 극복하기 위한 선구자적 노력은 우리가 참으로 본받을만했다.

필자 부부가 참여한 이번 세미나에서의 주제도 현대의학에서 사실상 속수무책일 수밖에 없는 만성성인병 치료에 관한 것이었다. 논리적 근간은 어떤 병이든 결국 환자 자신의 몸 상태 때문이라는 것이다. 대체의학적 측면에서 주장하고 있는 자가면역기능의 상실 때문이라는 논리이다.

면역기능이 약해지면 병에 걸린다

인간은 누구나 태어나면서 외부의 수많은 유해물질 또는 병균으로부터 자신의 신체를 방어하고 보호하는 면역기능을 가지고 있는데 살아가면서 또는 태어날 때부터 이 자가면역 기능이 약해졌거나 무슨 이유에서건 제 기능을 할 수 없게 되면 병에 걸린다는 논리다.

실제로 양방에서도 일부 의사들은 이 인체의 자가면역기능에 대해 수긍하면서 인정을 한다. 필자가 잘 아는 모 대학병원의 고위 관리직 의사 한 분이 있는데 이 분은 늘 입버릇처럼 자신이 환자들의 병을 고쳐주는 것은 아니라고 말한다. 독실한 기독교 신자인 그분은 하나님이 병을 고쳐주거나 환자 자신이 병을 고칠 뿐, 자신의 병을 고쳐주는 것은 아니라고 말하는 것이다.

자신은 그저 하나님이건 환자 자신이건 병을 고칠 수 있도록 보조적 역할만 해주고 있을 뿐이라는 것이 그분의 주장이었다.

필자도 지난 수십 년 동안 일관되게 인체의 자가면역기능의 중요성을 주장해오고 있다. 환자에 대한 처방이니 투약도 이 논리의 바탕에서 접근하고 있다.

현대의학의 눈부신 발달이나 그 빛나는 성과를 부인하거나 가볍게 여긴다는 뜻은 절대 아니다. 21세기를 눈앞에 둔 지금 혁혁한 과학의 성과로도 더 이상 손 쓸 수가 없는 환자들에 대한 처방 및 투약 논리일 뿐이다.

어떤 형태로든 모든 질병은 인체 자가면역기능의 약화 내지는 상실로부터 오는 것만은 분명하다. 유해환경이나 음식 또한 병균에 노출되었을 때 인체 면역기능이 능히 이를 물리칠 수 있는 힘이 있다면 병에 걸리지 않는다.

21세기 흑사병 혹은 천형으로 명명되기까지 하는 AIDS의 우리말 번역이 바로 후천성 면역결핍증이라는 것만 봐도 인체 자가면역기능의 중요성은 더 이상 설명이 필요 없다. 에이즈 바이러스에 의해 면역기능이 공격받아 제 기능을 발휘하지 못하다보니 사소한 균이나 유해환경에 노출돼도 치명적일 수밖에 없지 않는가.

사람은 누구나 몸이 아플 때나 병에 걸리게 될 때쯤이면 본능적으로 그 며칠 전에 이상한감(느낌)을 감지한다. 흔히들 하는 말로 '요즈음 이상하게 컨디션이 좋지 않아', '몸이 괜히 으슬으슬한데 감기가 오려나봐', '짜증이 나고 이상하게 몸이 무겁고 피곤해' 하는 등등의 조짐이 나타나는 것이다.

외부의 적(병균)이나 유해환경으로부터 자신의 신체를 방어할 수 있는 면역기능이 떨어졌다는 징조다. 이럴 때는 앞 뒤 가릴 것 없이 쉬든지 현대 의학적인 도움을 받든지 아니면 면역기능을 증강시킬 수 있는 방법을 강구해야 한다.

그런 상태임에도 일상생활을 평소대로 한다면 괜히 유해환경이나 병균에 질 수밖에 없다.

몸에서 보내는 구조 신호들

한 번이라도 감기나 아니면 다른 질병을 앓아 본 경험이 있는 사람이라면 되짚어 생각해보라. 아무런 전조 증상 없이 어느날 갑자기 감기에 걸려 기침을 쿨럭이고 오한에 떨고 콧물이 줄줄 흐르거나 또 목이 잠기는 증상이 나타났는가를!

각종 성인병이나 만성병 심지어 암 같은 무서운 병도 마찬가지이다. 인체 면역기능은 반드시 자신의 능력으로 방어하지 못하는 무서운 유해환경 또는 적(병균)이 침입하게 되면 신호를 보낸다. 어떤 형태로든 구조신호를 보내면서 몸을 지키려고 최선을 다한다. 이것을 감지하여 즉각 대처하는 사람은 건강을 지킬 수 있는 것이겠고 방치하는 사람은 반드시 그 대가를 치르게 된다.

필자에게 찾아오는 대부분의 난·불치병 환자들은 자가면역기능이 형편없는 환자들이다. 이런 환자들이 현대적 외과수술이나 또는 방사선, 항암요법 등을 받는다 해도 견디지 못한다.

필자 부부가 열흘 동안 시간을 할애해 다녀온 세미나에서 주된 논제도 어떻게 하면 인체의 자가면역기능을 극대화해서 외부로부터 침입한 적들(병균)을 파괴하고 또 물리칠까 하는 것이었다.

【KBS 건강365/1998년 9월호】

인체의 면역 기능을 증강시키는 자연식

현대에 와서 성인병의 대부분은 잘못된 섭생에서 비롯된다는 데에 거의 모든 사람들이 동의하는 추세다. 정제된 가공식품, 지나친 육식, 인체에 위해한 각종 첨가물들이 체내에 축적되면서 오랜 세월 동안 자가 면역 기능을 퇴화시키거나 무력화시켜 병을 유발시키는 것이다.

흔히 육식을 적게 먹고 채식을 많이 해야 만성 성인병을 비롯한 각종 질병에 강해진다는 얘기는 아마 독자분들께서도 귀에 못이 박히도록 들어왔을 것이다.

인간은 애초 태어날 때부터 채식을 해야 하는 알칼리성 신체 구조로 태어났다. 육식동물과는 달리 장의 길이가 길다는 것이 바로 사람은 채식 동물이라는 증거이다. 동물 중에서도 육식동물과 채식 동물은 장의 길이가 현격하게 다르다. 육식동물은 장의 길이가 짧은 반면 사람을 위시해 소나 양 등의 채식 동물은 장의 길이가 상당히 길다. 태초에 인간은 자연에서 태어나서 자연 속에서 가장 자연적인 것으로 의식주를 해결하다가 자연으로 돌아갔다.

두뇌가 발달한 인간이 불을 발견하고 편리성을 추구하면서 현대에 이르게 되어 지구상에서 가장 먹는 것을 가리지 않는 잡식 동물화된 것이다.

최근 들어 공해·무공해 공방이 치열해지면서 무공해 식품이 각광을 받는 것도 인간의 본능적인 생존에 대한 집착이다.

자연 그대로의 산나물과 더덕, 도라지, 토란, 연근, 연밥, 고사리, 두릅, 달래, 시금치, 뽕잎, 그 외 오디, 버찌, 대추, 밤, 도토리, 산초, 호두, 잣, 콩, 깨, 달래 등의 수많은 열매와 냉이, 씀바귀 등등 들나물은 불과 수십 년 전만 하더라도 일상적으로 먹던 음식들이었는데 지금은 귀한 건강식 또는 강정식으로 사람들에게 각광받고 있다. 특히 수십 년 된 도라지의 경우 그 탁월한 효능은 최근 들어 의학적으로도 인정받고 있으며, 심지어 시골 등지에서 지천에 널려 있던 솔잎조차 요즘에 와서는 '즙을 짜서 먹는다', '말려 갈아서 차를 만들어 마신다' 하면서 법석을 떨고 있다.

생식이 각광받는 것은 애당초 채식 동물인 인간이 육식 위주의 식사를 함으로써 각종 난불치성 병에 걸리기 때문이다.

물론 생식이나 자연식이 무조건 좋거나 만병통치라는 것은 아니다. 단지 난불치병에 걸릴 확률이 그만큼 낮아진다는 얘기다.

일부 서양 의학자들 사이에서도 생식의 효능성과 놀라운 자가 면역 복원력을 인정하여 이를 암 등의 환자 치료에 이용하고 있다.

건강을 유지하는 것은 가장 자연적인 상태에서 가장 자연적으로 살아가는 것이 질병에 걸릴 확률이 가장 적은 것만은 분명한 사실이다.

주지하다시피 약은 어떤 약이건 반드시 약과 독의 양면성을 지니고 있다. 따라서 질병을 고쳐주는 약이 될 수도 있지만 또 다른 몸의 면역 기능을 해치는 독이 될 수도 있다는 사실을 명심해야 한다. 암 환자의 경우 항암제나 방사선 요법의 부작용이 그 실례다.

항암제의 엄청난 고통과 부작용을 경험한 환자들은 대부분 항암제의 사용을 꺼리는 실정이다. 비단 항암제 뿐만아니라 가장 일반적인 감기약 종류도 마찬가지다. 대뇌 중추 기능에 작용해서 졸음을 오게 한다거나 간 기능에 장애를 초래케 하는 등 약이 되면서 독이 되는 이중성을 보인다.

인간의 역사가 자연에서 시작되며 수많은 산야채와 열매와 초근목피를 먹고 살아왔다는 것은 누구도 부인하지 못할 역사적인 진실이다. 현대에 와서 물론 체질이 변한 것도 사실이다. 채식 위주의 신체 구조가 육식 위주의 신체 구조로 아주 조금씩 변하는 것은 사실이다.

그러나 육식 위주의 서구인들이 난·불치성 만성병에 훨씬 더 많이 시달리고 있다는 것 또한 주목해야 한다. 인체가 필요로 하는 단백질이나 지방질이 채소류에도 얼마든지 있다. 고단백요법이라고 하면 사람들은 무조건 쇠고기, 닭고기 등을 연상하며 지방질 하면 돼지고기 등을 연상하는데 이는 아주 잘못된 생각이다. 콩이나 깨 같은 식물성 음식에도 얼마든지 인체가 필요로 하는 고단백질이 함유돼 있다. 호두나 참깨, 들깨는 물론 암 환자에게 놀라운 치료 효과를 보이는 비타민B$_{17}$의 원료가 되는 살구씨 등에도 훌륭한 기름이 함유돼 있다.

이런 식물성 고단백질이나 지방질에는 동물성 단백질이나 지방과는 달리 혈관을 틀어막아 피의 흐름을 방해하거나 막는 콜레스테롤이 거의 없다.

식물성 단백질과 지방은 콜레스테롤이 적을 뿐만아니라 오히려 그 성분 중의 하나인 불포화 지방산은 콜레스테롤 등을 없애 동맥경화증을 치유시켜 주기도 한다.

우리는 이따금 병원에서 사형 선고를 받은 뒤 난·불치병 환자들이 산 속에 들어가 자연과 생활하면서 기적처럼 병을 고쳤다는 얘기를 듣는다. 그러나 자세히 알고 보면 결코 기적이 아니다.

깨끗한 공기(산소), 미네랄이 풍부한 물, 대지(땅)의 정기를 온몸으로 흡수하면서 세속의 가공식품 대신 무공해의 풀뿌리, 나무열매, 나무껍질, 나뭇잎 등 초근목피로 연명하면서 인체의 자가 면역 기능을 강화시켜 난·불치병을 물리치는 것일 뿐이다. 선지자들의 양생 비법은 가장 자연적인 것이다.

필자가 가급적 화학 성분의 약을 자제하고 자연식이나 생식 위주의 처방으로 자가 면역 기능을 강화시키는 것도 선지자들의 놀라운 경험방을 원용한 것일 뿐이다.

육식을 가급적 줄이고 채식 위주의 식생활을 권장한다.

【KBS 건강365/1998년 11월호】

긴장하거나 분노하지 말라

긴장, 분노, 좌절감, 적대감, 흥분 등 인체의 생리 기능에 부정적 영향을 미치는 감정 스트레스. 비록 스트레스의 수치적 객관화는 현대과학이나 의학으로 불가능하지만 만병의 원인이라는 것은 수많은 실험과 임상결과로 확인된 사실이다.

스트레스 중에서도 특히 지나친 긴장이나 분노는 인체에 치명적으로 작용한다. 즉 모든 생리 기능을 순간적으로 멈추게 하거나 역행시켜 버리기 때문이다. 이런 멈춤이나 역행의 시간이 길거나 잦을수록 그만큼 몸이 망가질 수밖에 없다.

사람이 스트레스를 받게 되면 즉각적으로 뇌의 교감신경으로 전해져 즉각적으로 온몸에 스트레스에 내저하기 위한 비상령을 내린다. 이렇게 되면 내장, 근육은 물론 인체의 모든 자율신경까지 순간적으로 기능을 멈추고 교감신경의 명령을 따른다. 물론 그 시간은 0.1초 또는 0.01초일 정도의 찰나에 불과하겠지만 결과는 때론 목숨을 잃을만큼 치명적으로 작용한다. 심장마비 등 급사뿐만 아니라 모든 심인성 질병을 유발케 하는 것이다.

특히 스트레스에 민감한 심장·위장·간장은 스트레스를 받을수록 그 기능이 정지 또는 역행으로 인체의 모든 기관·기능에 장해를 초래케한다.

심장의 경우 긴장과 분노는 뇌의 교감신경으로 전해져 뇌의 부신을 자극하면 아드레날린이라는 호르몬이 분비되는데 이 아드레날린 호르몬은 혈관을 수축시켜 혈압을 오르게 할 뿐만 아니라 심장박동 횟수와 강도를 증가시켜서 심장의 혈액방출량을 대량으로 증가시킨다. 결과적으로 심장의 산소 소비량을 증가시키는 것이다.

그러나 심장의 산소 소비량은 증가된 반면 심장근육에 혈액을 공급해 주는 관상동맥은 오히려 수축되어 혈액순환이 증가되지 못해 결국 심장에 피가 모자라는 허혈현상이 발생하며 이로 인해 심장근육이 굳어지는 심근경색증이라는 심장병이 발병되는 것이다. 심장병 환자들에게 긴장이나 흥분, 분노가 급사를 일으킬 수 있는 것도 바로 이러한 인체의 영향 때문이다.

긴장·분노의 감정은 만병의 원인

위장의 경우도 마찬가지다. 위의 연동운동을 관장하고 있는 자율신경이 긴장과 분노로 자주 멈추게 되면 그 기능을 상실하게 된다. 즉 자율신경실조로 위의 연동이 무력화되어 소화장애, 위축성위염 등 각종 위장병을 초래케하는 것이다.

긴장 또한 그 어느 장기 못지 않게 긴장과 분노에 직접적인 반응을 한다. 긴장이나 분노뿐만 아니라 깜짝 놀라거나 순간적으로 무서운 일을 겪을 때도 이러한 반응은 일어난다.

흔히 사람들이 '아이구 깜짝이야. 간 떨어질 뻔했네' 또는 '간이 콩알만해졌다'는 표현을 쓰기도 하는데 이것은 이러한 반응을 잘 나타낸 말이다.

인간에게 간이 떨어진다는 것은 곧 죽음을 의미한다. 죽는 줄 알 만큼 무서운 일을 겪었다는 뜻이다. 간이 콩알만해졌다는 것은 강력한 간의 수축작용을 나타내 주는 말이다. 간의 놀라운 재생 또는 복원능력은 최근에 와서 의학적으로 증명되었지만 이의 수축작용이나 중요도는 본능적으로 우리 생활에서 오래 전부터 암시돼왔던 것이다.

그만큼 크게 놀라거나 노여워하는 등 부정적인 인체의 감정에 가장 민감하게 작용하는 것이 간장이다. 이는 역설적으로 신경질적이고 벌컥벌컥 화를 잘 낸다거나 예민한 사람은 십중팔구 간장이 튼튼하지 못했다는 것을 의미한다.

건강한 삶은 마음 먹기 나름

긴장이나 분노뿐만 아니라 공포감도 인체에 치명적이다. 극도의 공포감 즉 생명에 위협을 느낄 정도의 상황에 직면하게 됐을 때 사람들은 '온몸이 얼어붙는다', '등골이 오싹하다', '살 떨린다' 등의 반응을 겪는다. 사람이 극도로 흥분, 분노하게 되면 온몸이 부들부들 떨리듯이 극도의 공포감, 불안감도 온몸을 떨리게 한다. 이 모든 상태가 스트레스에 대응하기 위한 신체의 비상반응이다.

이순간 인체의 모든 다른 기능이 정지되는 것이다. 이 반응 상태가 제어한계를 넘으면 졸도, 의식불명, 심지어 사망까지 이르게 되는 것이다.

따라서 이런 스트레스에 자주 노출된다거나 지속적으로 계속되면 제아무리 철인이라도 견딜 수가 없게 된다. 인체의 자가면역 기능까지 약화 또는 무력화시켜 버리기 때문에 만병의 근원이 되고 있는 것이다.

어떤 위기 상황을 겪고 났을 때 '휴우-' 하고 내쉬는 안도의 한숨, 그 '휴우-'의 의미를 잠시 생각해 보면 순간적으로 호흡기능이 정지됐기 때문에 자신도 모르게 큰 숨이 나온 것이다.

우리가 일상생활을 하면서 무심히 지나칠 수 있는 모든 신체반응은 이처럼 다 이유 있는 반응인 것이다.

그렇다면 건강하게 살기 위한 방법은 간단하다. 우리 몸에 스트레스를 주지 않는 것, 즉 질병 예방을 위해서 우리가 할 수 있는 일은 웃으며, 행복하고 즐거워하며, 기쁘고 감사하며 사는 삶이다. 바로 건강한 삶에 이르는 지름길은 우리 마음에 달린 것이다.

【KBS 건강365/1998년 12월호】

2부

간장병, 고칠 수 있다

- 간장의 구조와 기능
- 간장질환의 증상과 종류
- 간질환의 발병원인과 치료법
- 간질환을 고치는 법
- 간질환과 음식요법
- 간질환의 자가진단법

간장의 구조와 기능

간의 구조

인체에서 감정의 영향을 가장 많이 받는 장기가 바로 간이다. 크게 놀라거나 또는 노여워하게 되면 간장은 인체의 그 어느 장기보다 직접적인 반응을 하게 된다.

깜짝 놀라거나 순간적으로 무서운 일을 겪거나 당하게 될 때 사람들은 흔히 '아이구, 깜짝이야. 간 떨어질 뻔했네' 또는 조마조마한 일을 겪거나 뭔가 놀랄만한 일을 당하면 '간이 콩알만해졌다' 는 표현을 쓰고 있다.

보통 사람들은 아무런 생각 없이 '아이구, 깜짝이야. 간 떨어질 뻔했네' '간이 콩알만해졌다' 는 표현을 쓰지만 인체의 오묘한 구조로 보면 전혀 근거 없는 말이 아니다.

간이 떨어진다는 것은 곧 죽음을 의미한다. 죽는 줄 알만큼 무서운 일을 겪었다는 뜻이다.

간이 콩알만해졌다는 것은 강력한 간의 수축 작용을 나타내

주는 말이다. 간의 놀라운 재생 또는 복원 능력은 현대 의학에서도 속속 증명되고 있듯이 이것의 수축작용이나 중요도는 의학적인 확인이나 검증 이전에 이미 벌써 수천 년의 임상 경험을 통해 증거되어 온 것이다.

크게 놀라거나 노여워하는 등 부정적인 인체의 감정에도 간은 가장 민감하게 반응한다. 웃음이 가장 좋은 묘약이라는 것도 현대 의학에서 입증하듯이 부정적인 인체의 감정은 간을 크게 손상시킨다.

자주 화를 내거나 스트레스를 많이 받으면 여지없이 간은 망가진다. 신경질적이고 벌컥벌컥 화를 잘 낸다거나 예민한 사람은 십중팔구 간장이 튼튼하지 못하다.

일상 생활에서도 간 떨어질 뻔하거나 산이 콩알만해졌나는 소리를 할 만한 일을 당해서는 안된다. 간이 떨어질 뻔할 정도로 철렁하고 오그라들었다면 그 간이 온전할리가 있겠는가. 순간적으로 기능이 멎어버리거나 위축될 수밖에 없다.

단 1초라도 기능이 멈추거나 위축되어서는 안 되는 장기가 그렇게 떨어질 뻔하고 오그라든다면 그것이 신체에 어떠한 영향을 미칠지는 뻔한 일 아닌가.

진노하는 사람이 그렇게 한번씩 진노할 때마다 간을 상하게 한다는 사실도 명심해야 한다.

화학적인 독성분은 간장의 각종 효소들이 해독시킬 수가 있지만 분노나 미움·질투·시기 등의 마음의 독은 아무리 기능이 뛰어난 효소로도 해독을 할 수가 없기 때문이다. 정신적인 독은 해독할 수가 없기에 간장이 나빠질 수밖에 없는 것이다.

해부학적 측면에서 들여다보면 간은, 인간의 신체를 총체적으로 지배한다는 뇌와 함께 인체의 오장육부 중 가장 큰 장기로 신진대사에서 어떤 장기보다 중요한 역할을 수행한다. 대략 성인 체중의 약 1/50 정도의 무게를 가지는데, 일반적으로 남자는 약 1.2kg~1.5kg, 여자는 1.0kg~1.2kg 정도이다.

암적색에 약간 마름모 형태인 간은 오른쪽 가슴 아래쪽에 갈비뼈로 감싸여 있으며, 해부학적으로는 그림처럼 우엽과 좌엽으로 구분되는데, 우엽이 좌엽에 비해 4~5배 정도 크다. 보통 쓸개라고 지칭되는 담낭은 우엽 아래쪽에 붙어 있는데, 여기서 음식물의 소화를 돕는 쓸개즙을 분비한다.

조직학적으로는 약 60% 정도의 헤파틱 셀(Hepatic Cell)

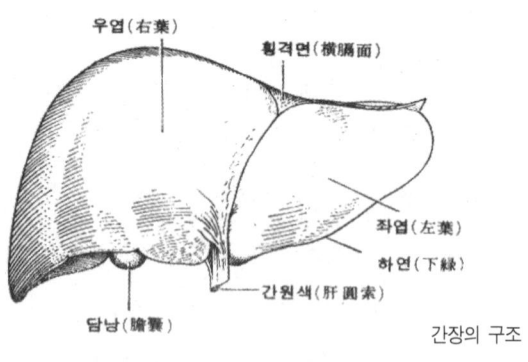

간장의 구조

과 40% 정도의 쿠퍼스 셀(Cuffers Cell)로 이루어져 있다. 이 간세포들은 직경 1mm, 높이 2mm 정도의 원통형 혹은 다각형 모양의 간엽소들로 이루어져 있다.

흔히 간장은 인체의 화학공장 겸 영양소의 저장고에 비유된다. 우리가 먹은 모든 음식물들에서 소화기가 흡수한 여러 가지 영양소들을, 몸의 각 부분에서 필요한 물질로 전환시켜 온몸으로 보내기도 하고 일부는 저장해 두기도 하기 때문이다.

나중에 설명하겠지만 간장이 나빠지거나 기능이 떨어지면 이런 중요한 일을 제대로 할 수 없기 때문에 몸이 쇠약해지고 기력이 떨어지게 되는 것이다.

Hepatic Cell이 쉽게 말해 저장소의 역할을 한다면

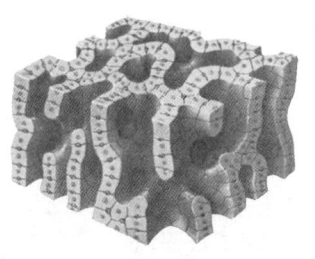

정상간조직

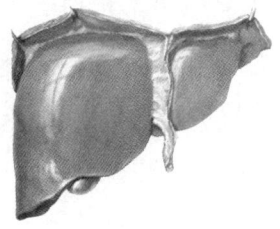

지방간조직

Cuffers Cell은 저장물을 옮기는 도로망 역할을 한다.

이 도로망을 통해 원료와 혈액이 제대로 공급되어야만 비로소 공장이 제 기능을 다할 수 있게 된다.

이런 막중한 임무를 수행하는 간에 이상이 생기면 몸 전체의 순환과 대사에 치명적인 타격을 입히게 된다.

그림은 원통 또는 다각형 모양의 간세포들에 노랗게 기름(지방)이 낀 상태를 보여주는 해부 단면도이다. 간이 정상적인 대사 작용을 통해 지방을 분해하지 못하고 간세포에 쌓이게 되면 보는 바와 같이 지방이 잔뜩 낀 지방간이 된다.

지방의 적체가 심해지면 그림과 같은 심한 지방간 상태가 된다. 이 상태가 되면 지방이 Hepatic Cell 곳곳에 엉겨 붙어 굳기 시작하면서 기능은 물론 혈관까지 눌러 영양 공급 등을 막아버린다. 간이 굳어지기 시작하면 이처

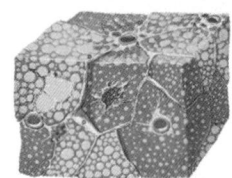
지방간조직

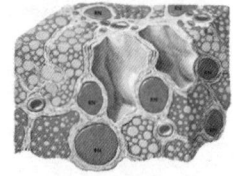
심한 지방간

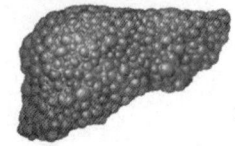
간경화(간경변)

럼 제 기능을 다할 수 없게 되는데, 이 때 다른 장기와 달리 재생력이 뛰어난 간은 기능을 정상화하기 위해 필사적으로 세포 재생산 시스템을 가동시키며 자구 노력을 계속한다.

그러나 계속 적체되는 지방으로 세포 재생산이 한계에 다다르면 마침내 그림처럼 간 표면이 울퉁불퉁한 모양으로 딱딱하게 굳어지는 간경화 상태가 된다. 이렇게 불규칙하게 증식된 채 굳어진 Hapatic Cell은 Cuffers Cell의 영역까지 경화시켜 눌러 버리거나 소통을 막으면서 간 전체가 제 기능을 할 수 없게 만든다. 마치 고속도로나 시가지 간선도로가 꽉 막히는 것처럼 말이다.

따라서 지방간이 되어 가는 자각 증세를 느끼게 되면 지체없이 선문가(의사 또는 약사)를 찾아가서 즉시 치료를 받아야 한다.

재생·복원 능력이 대단한 만큼 간장은 웬만큼 영향을 받거나 나빠져도 자신의 상태를 바깥에 잘 드러내지 않는다. 스스로 잘 체크해서 확인할 수밖에 없다.

침묵의 장기에 대한 예우는 예방과 수시 점검이 최선이다. 간장의 이상에 대한 자각 증상을 느끼게 되면 서둘러야 하는 것은, 그 과묵한 침묵이 치료나 재생, 복원의 때를 놓치게 할 수도 있기 때문이다.

간의 기능

토끼와 거북이 용왕에 대한 우화를 모르는 사람은 거의 없을 것이다.

중병에 걸린 용왕의 병을 치료하기 위해서는 토끼의 간이 필요하다는 특명을 받고 거북이는 심산유곡을 헤맨 후 마침내 토끼를 발견하고는 갖은 유혹 끝에 토끼를 용궁으로 데리고 가는 데 성공한다. 용궁에 도착한 토끼는 자신이 속았음을 알고 기지를 발휘, 다시 뭍으로 도망쳐 나온다는 우화이지만 이 우화가 시사하는 바는 의학적으로 볼 때 실로 엄청나다.

5천 여 평 정도의 공장을 세워 1천 여 종의 효소를 생산해서 5백 여 가지의 대사 기능을 할 수 있도록 해도 체내의 자연적인 간장의 기능을 대신할 수 없을 정도로 간장은 그 크기와 무게, 부피에 비해 엄청난 일을 하고 있는 것이다.

1천 여 종의 효소를 생산해서 5백 여 가지의 기능을 할 수 있을 정도로 간은 만병통치약이었던 것이다.

용왕의 죽을병까지 능히 고쳐줄 수 있는 만병통치약으로 오염되지 않은 청정한 심산 계곡에 살고 있는 토끼의 신선한 간이 지목되었다는 사실은 간의 기능과 역할 측면에서 보면 참으로 시사하는 바가 크다.

소나 돼지의 간도 사람들이 즐겨 먹는 음식 중의 하나가 아닌가. 특히 신선한 소의 생간(날것)은 미식가들에게 훌륭한 요리이다.

우리나라가 6.25 이후 폐허를 겪으면서 서러운 보릿고개를 넘어올 때 지금은 극소수에 불과하지만 걸인들 중에 한센씨(일명 문둥병)병 환자들이 있었다. 이때 시골 등지에서는 한센씨병 환자들이 어린아이들을 잡아서 간을 꺼내먹으면 낫는다는 참으로 섬뜩한 소문까지 나돈 적이 있었다.

물론 사실이 아닌 터무니없는 얘기들이었겠지만, 신선한 간의 위력은 의학적인 검증 이전에도 그렇게 떠돌았던 셈이다.

필자가 유년시절에도 부모님들의 말을 잘 듣지 않거나 울기라도 하면 한센씨병 환자들이 잡으러 온다고 하며 겁을 주곤 했었다. 실제로 대낮에도 혼자 들녘이나 산 같은 곳을 나니지 말라고 주의를 받곤 했다.

친구들끼리 한센씨병 환자들이 보리밭 이랑 속에 숨어 있다가 우는 아이들을 잡아간다는 얘기를 했던 기억도 난다.

어쨌거나 있을 수 없고, 있어서도 안되고, 또 전혀 근거 없는 악성 소문이었지만 필자가 지금 와서 생각해보면 소문일망정 사람이나 동물이나 간이 그만큼 중요하다는 뜻으로 해석되어진다.

얘기가 다소 빗나간 듯하지만 어쨌든 간은 큰 장기인 만큼 그 기능도 다양하고 중요하다. 앞에서도 말했지만 간은 공장으로 비교하면 화학공장에 해당된다. 간에서는 1천여 종의 효소를 생산·저장을 비롯하여 인체의 정상적인 신진대사를 위해 5백여 가지의 일을 해내고 있기 때문이다.

간은 단위 시간에 흐르는 혈액양도 많아서 대개 분당 1500ml의 혈액이 통과하게 된다. 간으로 혈액을 공급하는 간동맥은 대동맥으로부터 신선한 동맥혈을 공급받아 산소와 영양분을 간세포에 공급한다. 간에서 몸 전체의 혈류를 조절하는 일도 하는 것이다. 신선한 피가 간으로 많이 흘러 들어갈수록 간의 정혈 작용으로 온몸의 피돌기가 원활해지는 것이다.

몸이 천 냥이면 간이 9백 냥이라고 하는 말도 인체 내 간장의 역할이 그만큼 크기 때문이다. 여기서 그 많은 역할을 일일이 다 언급할 수는 없지만 대표적인 기능을 분류하면 대사와 배설, 해독과 방어, 그리고 순환기능을 들 수 있다.

※ **대사기능(영양소의 저장 및 운송기능)**

간장은 인체가 필요로 하는 각종 영양소를 1천여 종의 효소로 적절히 배합, 합성하고 저장하는 한편, 에너지 생산을 위해 분해하기도 한다. 그리고 이렇게 만든 영양소들을 필요로 하는 다른 장기들에 보내주는 역할까지 담당한다.

소장(창자)을 통해 흡수된 음식물이 에네르기원이 되자면 포도당 혹은 단백질 등의 영양소가 되어야 하는데, 장에서 흡수된 음식물을 글리코겐으로 합성하여 저장하는 일을 간이 하고 있는 것이다. 이 글리코겐은 필요에 의해 간장에서 다시 체내에서 필요한 영양소로 변화하여 에네르기원이 된다.

  글리코겐뿐 아니라 혈액 응고 인자나 알부민 같은 혈액 단백질도 간에서 생성된다. 간경변 같은 만성 간질환 때에는 이러한 단백질이 제대로 생성되지 못한다. 지방질을 합성해서 지방조직에 보내고 콜레스테롤이나 담즙산을 생성시키는 것 역시 간의 역할이다.

  간기능이 저하된 환자들에게 양방에서 혈액 단백질인 알부민을 집중 투여하는 것도 이처럼 간이 제 기능을 못해 알부민을 자체 생성하지 못하기 때문이다.

  그러나 흔히들 간질환자들의 영양 공급원으로 최싱의 깃으로 알려진 알부민조차 최근 오히려 환자의 사망률을 높이는 것같다는 연구 보고서가 발표되고 있는 실정이다.

  영국 아동 보건 연구소 역학 공중 보건과의 이언 로버츠 박사는 최근 세계적으로 권위를 인정받고 있는 의학전문지 랜싯 최근호에 발표한 연구 보고서를 통해 알부민과 관련된 30여 건의 연구 결과를 종합 분석한 결과 알부민 투여 환자가 알부민 이외의 대체 치료를 받거나 아무것도 투여되지 않은 환자에 비해 사망률이 6% 정도 더 높은 것으로 나타났다고 밝혔다.

로버츠 박사는 '소규모의 개별적인 임상 실험에서 나타난 알부민 투여 환자의 사망 증가율은 그리 대수롭지 않지만 이러한 임상 실험 결과들을 전체적으로 종합했을 때는 보다 분명한 패턴이 나타난다'고 밝혔다.

알부민은 2차대전 중 중화상 등 심한 외상을 입은 병사들에게 혈액 대용으로 사용되었으나 영국, 중남미, 일본 등의 나라에서는 쇼크, 화상, 혈중 알부민 저하를 수반하는 질병을 치료하는 데 널리 애용되고 있다.

특히 우리나라의 경우 만성 소모성 간질환에 상당히 효험 있는 혈액단백질로 알려져 이를 정기적으로 투여받고 있는 간환자들도 상당수인 것으로 알려져 있다.

한편 로버츠 박사는 알부민 투여 환자가 사망하는 이유는 정확히 알 수 없으나 알부민은 모세 혈관으로 하여금 폐에 수분을 노출시켜 환자가 자신의 체액에 의해 익사하는 것으로 생각된다고 밝히고 있다.

로버츠 박사는 또 이와 관련, 영국에서는 매년 10만 명의 환자가 알부민을 투여받고 있다고 밝히면서 이는 바꾸어 말하면 매년 6백 명이 알부민 투여로 사망하고 있음을 의미하는 것이라고 밝혔다.

미국 매릴랜드 대학 의과대학 외과 전문의이자 코울리「쇼크-외상진료 센터」부원장인 아우렐리오 로드리게스 박사도 미국의 외상 치료 센터들에서는 8년 전부터 알부민이 일반적인 처방에서 제외되고 있다고 밝히고 그 이유는 알부민이 식염수보다 값이 50배나 더 비싸면서도 효과는 별로 더 나을 것이 없기 때문이라고 밝혔다.

그러나 미국 신시내티 대학 의과대학의 외과 전문의 조셉 피셔 박사는 다른 질병의 영향으로 음식을 소화시키지 못하는 환자들에게는 알부민이 제한된 기간동안 마지막 영양 공급 수단이 될 수도 있다는 견해를 피력했다.

피셔 박사는 병원들은 할 수만 있다면 알부민을 사용하지 않기를 원하지만 때로는 알부민이 환자에게 영양을 공급하는 유일한 수단이 될 수도 있다는 것.

이처럼 전세계적으로는 알부민에 대한 효과 여부가 긍정적이지 않은 추세임에도 아직도 우리나라에서는 특히 간장 질환자들에게 알부민이 최상의 치료약인 것처럼 잘못 알려져 있는 경우가 많다.

이따금 필자에게도 알부민이 마치 최고급 간장병 치료약 아니냐며 반문해오는 환자들도 있다.

이 기회에 알부민에 대한 간장병 환자들의 잘못된 생각이 고쳐졌으면 하는 바람이다.

❖ 호르몬 대사기능

각종 비타민을 체내에서 활용하기 쉬운 상태로 만드는 비타민 대사(代謝)와 불필요한 호르몬의 활동을 막아주는 불활성화(不活性化) 호르몬 대사도 간장이 수행하는 중요한 기능 중의 하나이다.

남성의 경우 인체에서 필요치 않는 여성 호르몬의 활동을 막는 불활성화 대사가 잘 되지 않으면 사진처럼 남성의 가슴이 여성의 가슴처럼 커지거나 고환이 작아지는 등 이상 증상이 나타난다.

남성에게는 필요 없는 여성 호르몬인 에스트로겐의 활동을 막아주어야 하는 간이 제 기능을 상실하면 불활성화 대사를 하지 못하기 때문에 생기는 현상이다.

보디빌딩 등 평소 운동을 하지 않는 사람인데도 가슴이 여성처럼 부풀어 오른다거나 고환이 위축되는 것 같은

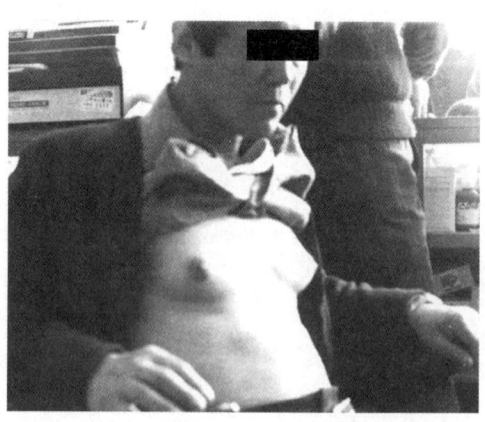

남성의 경우 간장이 나빠지면 가슴이 여성처럼 커지기도 한다.

증상을 느끼는 사람은 간장의 기능을 의심해 볼 필요가 있다.

말하자면 간장의 호르몬 대사 기능에 의해 남성은 남성답게, 여성은 여성답게 만들어 주는 것이다.

※ 담즙생산

십이지장을 통해 소장으로 분비되면서 지방의 소화, 흡수를 돕는 물질이 담즙이다. 위장을 통해 흡수된 음식물을 소화, 흡수하는 데 결정적 역할을 하는 즙으로 일반적으로 쓸개로 더 잘 알려져 있다. 이것을 생산해 내는 것 역시 간의 중요한 기능 중 하나이다.

담즙은 알칼리성의 노란 빛깔을 띠는 액체로 하루에 7백에시 1천 ml정도가 생산된다. 성분의 내부분은 수분이시만 철분이 주원료가 되며 약간의 담즙산(酸)과 빌리루빈이라는 담즙 색소 등으로 구성되어 있다.

그런데 간이 나빠지면 이 담즙이 정상적으로 십이지장으로 분비되어 소화를 돕지 못하고, 거꾸로 역류하여 혈액으로 흘러 들어가 피를 타고 온몸으로 돌게 된다. 흔히 황달이라고 하는 증상이 바로 이런 담즙의 역류 적재 현상을 가리키는 것이다.

간기능이 나빠지는 대표적 초기 임상 증세이다.

❖ **단백동화기능(단백질 대사)**

　　간의 가장 중요한 기능으로 흡수된 단백질을 분해, 필수 아미노산으로 만드는 작용을 말한다. 인체의 에네르기원으로 만드는 것이다. 그런데 간장의 효소들이 단백질을 분해할 때는 반드시 인체에 치명적인 유독 가스인 암모니아가 발생된다. 이 때 생성되는 암모니아를 제거하는 일도 간장이 하는 일이다. 이 과정을 의학적 용어로 요소회로(Urea cycle)라 하는데 이 기능의 상태에 따라 급성 간염의 경우 간성혼수 등과 직결된다.

　　한편 일반적으로 양의학에서 간 기능상태의 지표로 사용되는 것이 G.O.T(Glutamic Oxalacetic Transaminase), G.P.T(Glutamic Pyruvic Transaminase) 수치이다. 간의 기능에 이상이 생기거나 간에 염증이 생기면 혈액 검사 시 G.O.T, G.P.T 수치가 올라가는 현상이 나타난다. 혈장 내 인슐린 대 글루카곤의 비가 감소하고 혈장 글루카곤이 증가되면 포도당 신생이 강화된다. 그런데 이 과정에서 G.O.T, G.P.T라고 불리는 효소들이 촉매작용을 하기 때문에 간세포가 파괴되면 이 효소들은 보통 때보다 더 많은 양이 혈장 내로 분비하기 때문에 G.O.T, G.P.T 수치가 올라가게 되는 것이다.

　　간에 염증이 생기면 간이 붓는 것도 당연하다. 꼭 간뿐 아니라 신체 어느 곳이라도 염증이 생기면 부어오르는 것이 당연하지 않은가.

그러나 실제로는 그 수치와 간기능과의 관계가 모두 일치하는 것만은 아니다. 간질환의 막다른 벽이라는 간경화, 간암환자에서도 20% 정도가 G.O.T, G.P.T 수치는 정상으로 나오기 때문이다.

특히 지방간 환자의 경우 간 기능 검사에서는 정상으로 나오는 경우가 많다. 이상이 있더라도 G.O.T, G.P.T 수치가 약간 상승하는 정도밖에 나타나지 않는다. 그것은 침묵의 장기의 위험한 단점이기도 하다.

우리나라 최고의 양의학 간 박사라고 알려진 모의대 내과 교수도 '만성 간염 환자의 혈액 검사상 대부분에서 비정상적인 간기능 검사 소견을 보이지만, 임상 양상이나 조직학적 염증 소견과 반드시 일치하지는 않아서, 심한 염증이 있으면서도 비교적 정상에 가까운 간기능 검사 소견을 보일 수도 있다. 흔히 간기능 검사의 전부로 생각하는 S-G.O.T와 S-G.P.T의 상승이 심한 경우 질병이 활동기에 있다고 생각할 수는 있지만 상승의 정도와 조직 괴사 정도가 비례하지는 않는다.

황달이 심하며 혈중 빌리루빈치가 높은 경우에는 병세가 악화된 상태로 볼 수 있으며, 만성 간염이 진행하여 간경변증이 된 경우에는 오히려 S-GOT 및 S-GPT치가 정상으로 되는 경우도 있으므로, 간기능 검사의 각각의 수치에 너무 민감한 반응을 보일 필요가 없으며, 해당 전문의의 전체적인 병세 판단에 귀를 기울여야 하는것이 좋다'고 밝히고 있다.

그만큼 흔히 일반인들이 간장병에 대한 상식으로 알고 있는 G.O.T, G.P.T 수치와 실제 간장 질환의 경중과 큰 차이가 없는 것이다.

그래서 요즈음은 간초음파, CT, 간스캔 검사 등 영상진단과 알파피토프로테인, 피부카, 감마자피티 등의 생화학검사로 간장의 중증질환들을 정밀하게 찾아내고 있다.

한편 체내의 암모니아는 주로 간장에서의 단백질 분해와 장내에서의 세균작용에 의해 생성된다. 간세포 사이의 혈관벽에 있는 세포들이 제대로 활동하여 세균이나 이물을 잡아주어야 하는데 간 기능이 원활하지 못하면 이러한 필터 작용이 약해지는 것이다.

간질환으로 인해 필터 작용이 안 되면 암모니아가 혈관벽을 통과해서 뇌로 스며들어 혼돈 또는 혼미 · 혼수 상태까지 진행되는 신경학적 변화를 일으킬 수 있다

해독작용

현대인은 각종 환경 공해와 화학적 음식물로 인해 수많은 독소를 체내로 흡입한다.

문명의 발달에 따른 어쩔 수 없는 화학적 가공식품, 도시화로 인한 엄청난 환경공해, 이로 인해 수많은 유해 물질이 체내로 들어와 각종 성인병, 암 등을 유발시키며 존귀한 생명을 위협한다.

그럼에도 인간이 건강하게 신체를 유지하며 인간으로서의 선택된 삶을 누릴 수 있는 것은 바로 간이라는 해독, 정화 작용을 하는 장기가 있기 때문이다.

간은 체내에서 생기거나(내인성) 외부로부터 들어온(외인성) 유해물질의 독성을 약하게 하여 몸 바깥으로 쉽게 배출되게 바꾸어 놓는다. 암모니아나 알코올, 약물들이 분해되는 것은 간장의 이런 작용 때문이다.

특히 음식물 중의 유해물 또는 장내에서의 부패, 발효에 의해 발생하는 가스(방귀)의 3요소라고 하는 페놀(phenol), 인돌(indole), 스카톨(skatole) 등의 독물을 무해한 것으로 처리, 배설한다.

알코올, 니코틴, 몰핀, 최면제 등은 물론 일상적으로 복용하는 수많은 약물도 간이라는 안전장치에서 모두 대사되는 것이다. 따라서 부작용 위험도로 보면 입으로 먹는 약이 혈관으로 직접 투입되는 주사제보다 훨씬 적다. 독성과 오염물질로부터 목숨을 보호하는 훌륭한 파수꾼인 셈이다. 이런 측면에서 시중의 간장약은 거의 다 해독성 간장약으로 보면 된다.

하여간 간은 인체의 거대한 정화조라고 할 수 있다. 그러나 간의 해독용량을 초과해 약물이나 독물을 과다하게 섭취하게 되면 간세포 자체가 손상될 수밖에 없다.

특히 이러한 해독작용에 의해 간이 우리가 마시는 술의 80%를 무독한 것으로 분해해주지만, 일반적으로 1시간에 7g 정도의 알코올(맥주 1컵, 청주 1/4홉)을 분해할 능력밖에는 없다고 한다. 따라서 장기간 과음을 계속하는 것도 나쁘지만, 적은 양이라도 짧은 시간에 급히 마시는 것은 그만큼 간에 큰 부

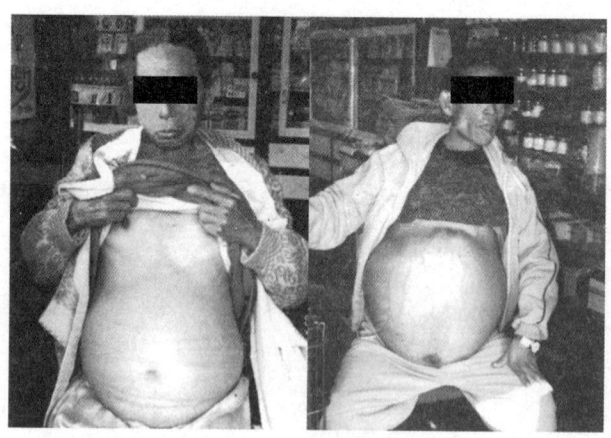

간경화증으로 심한 복수현상을 보이고 있다.   간경화증 환자로 가슴 등에 붉은 반점이 나타나면서 복수가 차올랐다.

담을 안기는 것이다. 술은 천천히 마시는 것이 좋다는 속설도 다 일리가 있는 것이다.

※ 면역 · 배출기능

　　간 기능의 또다른 역할로 면역기능을 들 수 있다. 간이 나쁜 사람은 평상시에 감기 같은 대수롭지 않게 여기는 병, 즉 잔병 치레를 많이 한다. 간이 제 기능을 다하지 못해 해독작용을 제대로 하지 못하고 전반적인 대사가 제대로 이루어지지 않아 저항력이 떨어지기 때문이다.

　　그리고 이미 언급되었듯이 간은 사람의 몸에 들어온 과도한 영양분을 분해하여 배출시키는 기능하기도 한다. 예를 들면 술이나 담배, 고기를 많이 먹었을 때 단백질과 지방질을 분해하여 요소로 만들어 몸밖으로 내보내 줌으로써 몸 전체 영양의 균형을 맞추는 기능까지 담당하는 것이다.

※ 지혈작용과 눈기능 강화

　　사람은 자연적으로나 혹은 상처를 입어 출혈이 일어나곤 하는데, 간은 지혈을 하는 기능을 가지고 있다. 그래서 간이 나빠지면 지혈이 잘 되지 않고 심하면 전혀 지혈이 되지 않는 경우도 있다.

　　특별한 외상이나 이쑤시개 등을 사용하지 않았는데도 잇몸

등에서 피가 자주 나게 되면 간장 기능을 의심해볼 필요가 있다. 가벼운 상처 등이 잘 아물지 않고 오래갈 때도 지혈 작용을 하는 간장의 기능 이상을 생각해볼 수가 있는 것이다.

피를 생성해 내는 조혈작용에는 직접 관계하지 않지만 간이 나쁘면 빈혈증이 생긴다.

간은 또 눈의 기능을 관장한다고 알려져 있다. 따라서 간이 나쁘면 눈이 나빠진다. 눈이 충혈되고 시력이 떨어지고 안구가 건조하고 눈곱이 끼면 간의 상태를 의심해 봐야 한다.

❈ 양기의 강화

간과 양기(정력)와는 밀접한 관계가 있다.

간기능이 떨어지면서 간이 전반적으로 나빠지면 우리가 상식적으로도 알 수 있듯이 무기력해지고 권태감, 피로감 때문에 몸을 가누기조차 어렵다.

굳이 남성호르몬 생성과 연관짓지 않더라도 대부분의 간염 환자나 간기능 저하 환자들이 호소하는 대표적인 임상 증세가 극도의 피로감이다.

1천여 종의 효소를 생산해 5백여 가지의 일을 수행하면서 인체의 구석구석을 활발하게 움직이도록 해야 하는데 효소 생산과 본연의 임무를 수행할 수가 없어 몸을 가누기가 쉽지 않게 되는 것이다.

자신의 몸 하나 가누기도 힘든 사람에게 무슨 힘이 있어 발기가 되겠으며 또 성욕이 일어나겠는가.

따라서 간기능이 떨어지면 양기 부족 현상이 오는 것은 필연이다. 전신의 권태감이나 피로감이 아니더라도 이론적으로도 간에서 남성 호르몬의 원료인 단백질을 제대로 공급하지 못하고 또 인체를 활발하게 움직이게 할 수 있는 힘의 원천인 필수 아미노산조차 잘 합성되지 않으니 어떻게 힘을 쓸 수가 있겠는가.

그래서 간이 나쁘면 양기가 떨어지고 발기력과 발기의 지속력이 떨어질 뿐만 아니라 욕구조차 일어나지 않는다.

남자는 90세가 되어도 생식기능 자체는 문제가 없다. 그러나 간에서 남성 호르몬의 원료(단백질)를 공급하지 못하면 남성 호르몬 생산이 떨어지고 자연히 양기가 떨어지게 되는 것이다.

그러므로 양기가 떨어지는 자각증상이 나타난다면 정력에 관계된 처방을 생각하기 전에 먼저 간 기능을 체크해 보아야 한다. 심리적인 요인이 없는 경우 대부분 간이 좋아지면 양기도 상승한다.

간이 나빠 양기를 잃으면 전신이 피로감에 쌓이고 무기력증을 느끼게 되고, 피로가 만성화되어 회복이 더디거나 슬럼프에서 헤어나기 어렵다.

❖ **정서적 안정과 윤택한 피부**

　한방에서는 이미 오래 전부터 간이 사람의 정서를 지배한다고 믿어왔고 또 이를 실천하면서 환자를 치료하고 있다. 양방에서도 간과 정서의 관계를 면밀하게 연구하는 단계에 와 있다. 특별한 이유 없이 짜증이 나거나 신경이 날카로워져 화를 잘 내면 간에 이상이 생긴 것이 아닌지 의심해볼 필요가 있다. 이는 수십 년의 한의학적 경험방으로 전래되어 오고 있는 사실이기도 하다.

　또 간에 이상이 생기면 이같은 심리적인 변화뿐 아니라 피부가 전반적으로 거칠어진다. 간의 이상 정도가 심해지면 그 징표로 가슴과 등에 고춧가루 같은 출혈 반점이 생긴다. 한방에서는 이것을 간열이라고 하고 간이 얼마나 나쁜가를 진단하는 체크 포인트로 여긴다.

　우리가 일상 생활에 있어서 노하거나 흥분한다는 것이 나쁘다는 것은 다 아는 사실이다. 사람이 한번 흥분하면 생리 상태가 순간적으로 중단되거나 역행한다.

　이때 수많은 체내 내분비선(內分泌腺)에서 독소가 발생하기 때문에 노하거나 흥분하면 생명을 단축하는 방향으로 작용을 한다.

　옛말에 일노일노(一怒一老), 일소일소(一笑一小)라는 말이 있다.

살아가면서 한번 노하면 그만큼 늙어지고, 한번 웃으면 그만큼 젊어진다는 것이다. 웃음의 건강 효과, 즉 엔돌핀 생성을 이미 선인들이 먼저 알고 있었던 셈이다.

이 뿐만이 아니다.

사람의 의사(意思)를 주관하는 칠정(七情)이라는 감정이 있는데 이 칠정도 모두 인체의 장기와 무관하지 않다는 논리다.

이 칠정에 의해 체내의 장기가 상(傷)하는 것을 칠상(七傷)이라며 오장(五臟)에 비유했다.

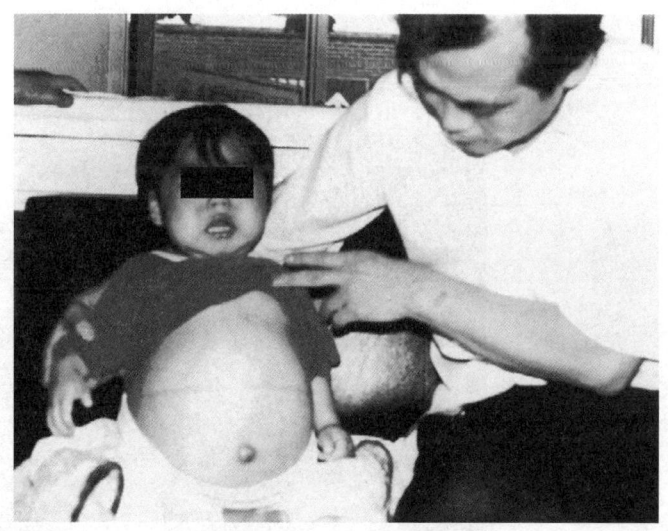

간질환에 의해 신장염에 걸린 어린이의 모습.
신장의 기능이 떨어지면서 복수까지 차올랐다.

- 지나치게 노여워하거나 화를 내면 간을 상하며
- 지나치게 슬퍼하면 폐를 상하며
- 또 기쁨도 도가 지나치면 마음을 상하며
- 지나치게 놀라거나 공포감을 느끼면 콩팥을 상하며
- 지나치게 우울해하거나 심란해하면 비장을 상한다는 말이 있다.

이처럼 성격이 급하고 벌컥벌컥 화를 잘 내는 사람일수록 간을 상할 염려가 크다는 것이다. 한방에서 이를 원용, 한의학적 처방에 이용하는 것도 이처럼 다 일리가 있는 것이기 때문이다.

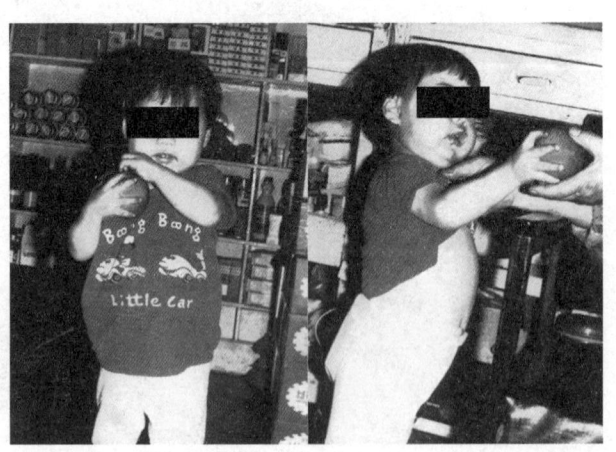

약 복용중   약 복용 60일 후(완치모습)

간장질환의 증상과 종류

간은 크고 중요한 기능을 하는 장기인 만큼 전체가 쉽게 망가지지는 않는다. 간이 정상인 경우에는 2/3를 잘라내도 나머지 부분으로 평상적인 기능을 수행할 수 있다. 재생 능력 역시 왕성해서 일정 정도의 손상을 입더라도 비교적 쉽게 원래 상태로 복원된다.

이같은 간의 놀라운 복원 능력은 국내 의료진에 의해서도 확인되었다. 우엽이나 좌엽 어느 쪽이든 3분의 1 정도만 남아 있으면 5~6개월 정도면 원래 모습대로 복원되어 기능을 발휘한다는 것이 사실로 확인된 것이다.

하지만 그런 왕성한 생명력만큼이나 위험한 부분도 있다. 즉 부분적으로 질환이 생겼더라도 나머지 부분으로 얼마든지 기능을 감당할 수 있기 때문에 초기에 특별한 자각 증상이 나타나지 않는다는 것이다. 그래서 지방간이 되어 있는데도 간

기능 검사가 정상적으로 나타난다든지, 염증의 정도가 매우 높은데도 전혀 자각 증상을 느끼지 못하는 만성 간염 상태가 되는 사례가 많다.

따라서 간에 이상이 생겼을 경우 나타나는 증상들에 대해 알아둘 필요가 있다. 막연히 간이 나쁘면 이러이러한 증상이 나타난다는 정도로 알고 있는 것보다는, 그같은 증상이 왜 나타나는지의 원리를 알고 있으면 치료나 예방도 훨씬 쉽게 할 수 있기 때문이다.

간질환의 자각증상들

❖ **온몸이 나른하고 피곤함을 잘 느낀다**

간질환뿐만 아니라 다른 병에서도 나른하거나 피곤함을 느끼는 경우는 흔히 있지만, 간에 장애가 생겼을 때는 특히 그 증상을 심하게 느끼게 된다. 간장은 에네르기 생산의 중심 장기이므로, 간의 작용이 위축되거나 제 기능을 발휘하지 못하면 어떤 일을 해도 이내 피곤함을 느끼게 되고 피로의 회복도 아주 더디게 된다.

특히 평소에 운동으로 단련하여 건강에 자신이 있던 사람이 갑자기 급격한 피곤함을 느끼게 되면, 다른 증상과 참작해서 가장 먼저 간장을 체크해 보는 것이 좋다.

그만큼 극도의 피로감은 간장질환의 대표적 임상 증상이다.

❖ 식욕이 없고 구토감이 있다

　　미열과 함께 밥맛이 없어진다. 특히 급성간염의 경우에는 식욕부진과 함께 구토, 헛구역질 등이 나타난다. 배가 아픈 증상이 나타나기도 해서 위장병 등으로 오인하기도 쉽다.

　　급성 간염의 초기에 나타나는 증상으로, 갑자기 식욕이 없어지고 심할 때는 음식 냄새만 맡기만 해도 구토감이 일어난다.

　　또 만성 간염이나 간경변이 심해지면 지금까지 좋아하던 기름진 음식이 갑자기 싫어지기도 한다.

❖ 헛배가 부르다

　　간염이나 간경화의 상태가 점점 더 심해지면 배가 더부룩해진다.

　　항상 배가 부른 상태로 느껴져 거북하고, 배가 묵직하며 자주 방귀가 나온다.

　　또 건강할 때와 같은 쾌변이 적어지고 설사를 하는가 하면, 변비에 시달리는 등 변통이 좋지 않은 상태가 되풀이된다.

　　이것은 간의 기능이 저하됨에 따라 소화기 계통에서 소화효소의 분비가 나빠지거나 흡수를 제대로 하지 못하기 때문이다. 또한 급성간염의 경우에는 사람이 앉아있지도 못할 정도로 기력이 떨어져 쓰러지기도 한다.

❖ 황 달

흔히 간질환자들을 두고 "누렇게 떴다"는 표현을 쓰는데 이런 표면적인 변화 상태를 가리켜 보통 황달이라고 한다.

이같은 황달 증상은 대개 다른 사람들이 먼저 아는 수가 많다. 평소 얼굴이 맑았던 사람이라면 금방 눈에 띈다.

황달은 병명이라기보다 눈자위를 비롯한 피부가 전체적으로 노랗게 변하는 상태를 말한다. 황달이 되면 맨 먼저 눈의 흰자위(안구결막)가 노랗게 되었다가 삽시간에 온몸으로 번진다. 간 질환자들에게 황달 증상이 나타나는 것은 담즙이 정상적으로 분비되지 못하고 역류하여 혈액으로 흘러들어 피를 타고 전신으로 돌기 때문이다.

그런데 황달은 간이 나쁘기 때문에 생기기도 하지만, 담즙의 통로가 담석이나 종양 때문에 막혔을 때 생기는 경우, 그리고 체내에 적혈구가 많이 파괴되었을 때 생기는 경우도 있으므로 정확히 진단받도록 해야 한다.

❖ 대변이 희뿌옇고, 소변이 노랗거나 붉다

급성 간염에서 보게 되는 증상으로 희뿌연 대변이 3, 4일 내지 일주일쯤 계속되는 경우가 있다. 이것은 황달이 심할 때 나타나는 증상이다. 또 소변이 짙은 홍차처럼 다갈색이 된다. 이러한 증세는 피부가 노랗게 되기 전에 생기는데 컵 따위로 받아서 살펴보면 거품까지 노랗게 되는 것이 특징이다.

이러한 현상은 피를 타고 돌던 담즙의 일부가 소변을 통해 배출되기 때문에 일어난다. 특히 빌리루빈이 빠져나가기 때문에 소변의 색깔에 변화가 생기는 것이다.

담즙이 계속 역류하여 혈액으로 흘러들어가 체내를 돌다 소변 등으로 빠져나가면 철분 손실로 인해 만성빈혈 증세가 나타난다.

특히 양변기 등을 통해 소대변을 관찰해 보면 대변이 희뿌옇고, 소변이 노랗거나 붉을 뿐만 아니라 대변이 양변기 물위에 둥둥 뜨는 경우가 있다.

설사나 대장 등의 장애로 가는 변이 아닌 정상적인 변이라면 양변기 안에서 가라앉는 것이 정상이다. 가라앉지 않고 물위에 둥둥 뜨는 변이라면 지방이 체내에 흡수되지 못하거나 간기능이 떨어져 제대로 분해를 하지 못했기 때문이다.

체질적으로 깡마른 사람이나 아무리 먹어도 살이 찌지 않는다는 허약 체질의 사람들은 우선 간장의 기능부터 회복시켜야 한다.

마르고 허약한 사람들을 상대로 한 온갖 고단위 영양식품 또는 특수 제품들이 시중에 쏟아져 나오고 있지만 체내의 장기가 이들 고단위 영양 식품을 흡수하지 못하면 아무리 먹어도 아무런 소용이 없다.

대부분의 사람들은 깡마르고 허약한 사람들을 보면 체질이라고 말들 한다. 그러나 필자의 견해는 다르다. 앞부분 간의 구조에서도 언급했지만 심한 스트레스나 노여움, 분노, 근심, 걱정이 많은 사람들이 살이 찔 리가 없다. 이런 마음의 상태로 간이 상해 제 기능을 발휘하지 못하는데 아무리 좋은 음식이나 보약을 먹은들 무슨 소용이 있겠는가.

소화흡수를 할 수 있는 효소가 분비되지 못하고 그대로 대변으로 배출되니 대변이 물에 둥둥 뜰 수밖에 없지 않는가.

소위 지방변이라고 할 수가 있는데 아무리 잘 먹어도 살이 찌지 않거나 체질적으로 깡마른 사람이라면 대변 색깔과 변이 물에 뜨는지 가라앉는지를 살펴볼 일이다.

간에서 지방이 분해되어 체내로 흡수되어야 적당히 살이 찌고 체중도 늘고 하는데 간에서 이런 기능을 제대로 수행하지 못하니 살이 찔 리가 만무하다.

같은 논리로 단백질의 경우도 마찬가지이다. 고단위 영양식품 또는 단백질을 섭취하면 당연히 간장이 단백 동화작용을 해서 이를 인체가 필요로 하는 에너지로 전환해서 저장 또는 공급해야 하는데 이 기능이 제대로 안되는데 마구잡이로 좋은 영양식품이나 단백질을 먹는다고 원기가 넘치고 정력이 세지겠는가.

오히려 단백 동화작용과 단백 이화작용이 제대로 되지 않아 암모니아만 발생, 혈중 암모니아 농도치만 높여 혈액을 더 혼탁하게 해서 피곤하고 무력하게만 하는 것이다.

담즙의 역류로 철분까지 빠져나가면 현기증이나 손발 저림, 빈혈 증세까지 겹칠 뿐이다.

❖ **가슴과 등에 붉은 반점이 생긴다**

만성 간염이나 간경변에는 목과 어깨와 윗가슴 등에 작고 붉은 반점이 흔히 생긴다. 이것을 잘 보면 그 중심에 작고 붉은 점이 있고 거기에서 실처럼 가는 혈관이 방상으로 뻗어 내려와 있다. 이것은 모세혈관이 확장되기 때문이며 대개 직경 1cm정도지만 더 큰 경우도 있다. 중심 부분을 핀 따위로 누르면 없어지지만 핀을 떼면 다시 생긴다.

간염이나 간경변이 아니더라도 간기능이 나빠지면 발진이

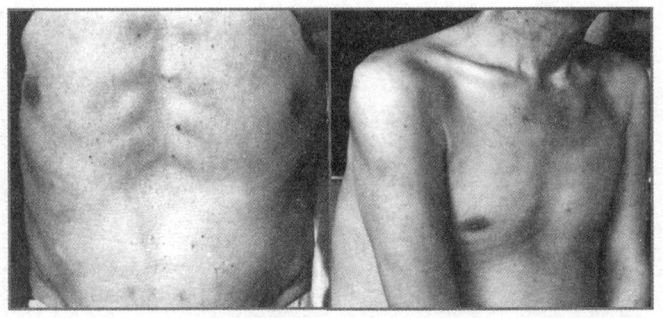

간장이 나빠지면 목이나 어깨, 가슴 등에
고추가루 같은 붉은 반점이 생긴다.

나서 가슴이나 등에 반점 같은 것이 많이 생긴다. 대개는 일시적이지만 이런 증상이 오래 지속되면 치료를 받거나 몸 관리를 잘 하는 것이 좋다.

특히 목 언저리의 별 모양의 반점은 간암일 확률이 높기 때문에 지체없이 정밀검사를 받아보는 것이 좋다.

❖ 얼굴이 검어지고 손바닥이 붉어진다

만성 간질환을 앓게 되면 얼굴이 검어진다. 이 때의 검은빛은 햇볕에 그을렸을 때의 빛깔과 달리 어둡고 병색을 띤다. 또 모세혈관의 확장과 함께 기미가 끼는 경우도 있다.

특히 간경변을 오래 앓는 사람들은 특히 얼굴이 검게 보인다. 단순히 간기능 이상이나 급성간염 등은 일시적으로 황달끼나 얼굴이 검은빛을 띠는 수가 있지만 곧 정상으로 회복된다.

그러나 만성 간염 환자나 간경화 또는 간암 환자의 경우 얼굴 색이 아주 노랄 정도로(흔히 누렇게 떴다고 할 정도) 황달끼가 있거나 흙빛에 가깝도록 검은빛을 띤다.

양의학적으로도 정확한 원인이 알려지지는 않았지만 대개 간장의 기능이 사실상 정지되다시피 해 제 기능을 수행하지 못하다보니 혈액이 혼탁해져서 얼굴빛이나 피부가 누렇거나 흙빛으로 변한 것이 아닌가 추정된다.

혈액을 정화시켜 주는 곳이 간장인데 이 간장에서 효소 생산이 잘 안되고 또 독소를 제대로 걸러주거나 해독해 주지 못하면 혈액 자체가 오염될 수가 있기 때문이다.

필자가 보아온 수많은 간염, 간경화, 간암 환자들도 거의 얼굴색이나 피부색이 눈에 확실히 드러날 정도로 정상이 아니다.

모든 혈액이 간장으로 흘러 들어가 거대한 공정 과정을 거치면서 맑고 깨끗한 피로 정화되어야 하는데 간이 망가진 사람은 이 기능을 할 수가 없는 것이다.

이 책을 이쯤만 읽어보더라도 간이 인체에서 얼마나 중요하며 사람이 왜 피곤하며 권태로워지는지의 이유를 어느 정도 알 수기 있을 것이다.

필자는 복잡한 자연과학적 논리나 화학 기호 같은 이론적인 측면이 아닌 지난 30여 년간의 임상 경험으로 확인한 사실일 뿐이다.

피가 잘 통하지 않으면 손발이 저리거나 마비가 오고 심하면 중풍 등이 오듯이 간장의 기능이 떨어지면 피가 혼탁해질 수밖에 없다.

심장의 기능이 약해지면 온몸의 실핏줄까지 강력하고 원활하게 혈액을 순환시켜 주지 못하는 것과 마찬가지로 간장의 기능은 혈액의 혼탁 여부와 직결되는 것이다.

또한 만성 간질환인 경우에는 손바닥, 특히 엄지손가락과 새끼손가락 위쪽의 불룩한 부분이 이상하게 붉어지며, 그 속에 작고 붉은 반점이 흩어져 나타나기도 한다. 이런 손을 잡아 보면 이상한 열기를 느낄 수 있다. 이같은 붉은 반점은 발바닥에도 나타나는 수가 있는데 이것을 족척홍반(足蹠紅斑)이라고 한다.

❖ 피부가 가려워진다

간이 나빠지면 피부가 가려워진다. 특히 황달이 심해지면 온몸이 몹시 가려워 견딜 수 없는 정도가 된다. 가려움증이 생기는 원인이 혈액 속에 담즙산이 많아지기 때문이라고 알려졌던 적도 있었지만, 확실한 원인은 아직 밝혀져 있지 않다.

❖ 남성인데도 유방이 커진다

앞에서도(간의 기능) 설명했듯이 간 기능이 나빠지면 호르몬 대사에 이상이 생겨, 남성의 체내에 여성 호르몬이 증가하기 때문에 유방이 커지는 증상이 나타나게 된다. 만져보면 응어리가 잡히는 경우도 있다.

또 여성 호르몬의 증가로 수염 등이 적어지거나 겨드랑이 털과 체모가 거의 없어져 버리기도 한다.

❖ 손가락 끝이 굵어지고 손톱이 둥글게 된다

    간경변 환자의 손가락 끝이 굵어지고 두꺼워져서 손톱도 둥글게 되는 경우가 있다. 또 손톱이 납작해지거나 희어지거나 줄무늬가 생기기도 한다.

❖ 배의 혈관이 퍼렇게 드러난다

    간경변의 병변이 진행되면 혈액이 간장 속을 통과하기가 어렵게 되어 간장에 들어가야 할 혈액이 옆길로 지나가게 된다. 이 때 일어나는 병 중에서 가장 무서운 것 중 하나가 식도 정맥류이다. 이것이 터지면 갑자기 많은 피를 토하게 된다.

    식도 정맥류는 외부에서는 보이지 않지만 뱃가죽 밑의 정맥에 많은 혈액이 흐르게 되기 때문에 푸르게 부풀어올라 정맥이 드러나 보이게 된다.

❖ 잇몸이나 위장에 출혈이 있다

    심한 간장 장애가 있을 때는 피부와 점막에서 쉽게 출혈이 일어나게 된다. 또한 잇몸, 위장, 성기 등에서의 출혈이 있고 코피도 자주 나온다.

    이러한 출혈은 간장과 전혀 관계가 없는 경우도 많지만, 황달이 아닌데도 가려움증이 심하고 긁었을 때 피가 쉽게 나온다면 간장에 장애가 있는 경우가 많다.

❖ 복수

　　복수, 즉 배에 물이 차는 증상은 간경변 때 흔히 나타나는 증상이다. 배에 물이 많이 차 배가 부어 오르면 배꼽이 얇아지고, 심하면 수압을 이기지 못하고 배꼽이 밖으로 빠져 나오기도 한다. 때로는 탈장이 일어나 고환에까지 물이 차기도 한다.
　　복수는 흔히 다리 부종 증상을 동반하는데, 이 때 손으로 정강이 위쪽을 눌렀다 떼어도 눌린 자국이 그대로 남으며 원상태로 회복이 더디다.

❖ 간 비대

　　배포가 큰 사람을 두고 간이 크다라고 하거나 위험한 일을 하는 경우 간이 부었다는 표현을 쓰는데, 두 가지 다 의학적으로 일리가 있는 표현이다. 간이 크고 깨끗하면 그만큼 건강하다는 징표이고 간이 부었다는 것은 간염 바이러스 등이 간세포에 침투해 간조직이 염증을 일으킨 상태이기 때문이다.
　　그러나 간이 동일한 원인에서 동일한 상태로 붓는 것은 아니다. 간염이나 지방간일 때는 원래 모양 그대로 부었다가 치료가 되면 가라앉지만, 간경변일 경우에는 모양이 일그러지고 거대한 포도송이처럼 울퉁불퉁해지며 타르처럼 딱딱하게 굳는다.

※ 기타 증상

　　전술한 증상 이외에도 간과 직접적인 관계가 아닌 것같지만 간장이 나빠 생기는 기타 증상들도 간혹 나타나기도 한다.

　　기미 등 외에도 몸 군데군데 색소 침착이라든지 여드름, 복통, 관절통, 무월경, 신장염 등의 일종의 전신 증상이 간장의 이상으로 간혹 발현되기도 한다.

간질환의 종류

※ 비타민 대사장애로 생기는 질환들

　　간에 이상이 생겨서 담즙이 십이지장, 소장을 통해 정상적으로 배출돼 지방의 소화 흡수를 돕지 못하면 각종 비타민의 체내 흡수도 덩달아 지장을 받게 된다. 특히 지용성인 비타민 A, D, E, K의 체내 흡수에 장애가 생긴다. 간이 정상이 아닌 상태에서는 아무리 열심히 지용성 비타민 군을 복용해도 간에서 흡수가 제대로 되지 않기 때문에 부족하게 되는 것이다.

　　비타민 A가 결핍되면 눈이 나빠지는데 특히 밤에 시력이 현저하게 떨어지는 야맹증 증세가 나타난다.

　　비타민 D가 부족하면 칼슘 대사 작용을 못하기 때문에 칼슘의 흡수에 장애를 받는다.

　　비타민 E가 흡수되지 않아 부족해지면 손발이 저리거나 지릿지릿한 증상이 자주 나타난다. 또 남성의 경우 양기가 급격

히 떨어지고 여성은 조산이나 습관성 유산 증세가 나타나기
쉽다.

　비타민 K가 흡수되지 않으면 지혈이 잘 되지 않아 작은 상
처도 빨리 아물지 않고 낫지 않아 오래 간다.

　간이 나빠지면 비장이 붓기도 하는데 이는 철분이 제대로
순환되지 않기 때문이다. 따라서 비장의 증대와 함께 빈혈증
이 초래된다.

❖ **단백동화 저해 작용으로 인해 일어나는 질환**

　간이 만성적으로 나빠져 장기간에 걸쳐 지방이 축적되면 간
기능에 이상이 생기기 시작하는 지방간이 된다. 그 상태에서
계속 지방이 축적되면 심한 지방간 상태가 되고, 이것을 제때
에 처리하지 못하면 간이 굳어지게 되는데, 이것이 바로 간경
화 혹은 간경변증이다.

　간경화가 되면 간으로 들어가는 핏줄기가 거의 막히게 되는
데, 이 상태가 되면 혈류가 비장 쪽으로 돌아가거나 식도 정맥
의 혈류가 상승하여 비장이 붓고 식도 정맥류 출혈이 오는 수
가 있다. 심하면 내장의 다른 부분이 터지기도 한다.

　이런 경우 대개는 이 부분에 칼을 대거나, 수술로 혈관을 지
지거나 잡아매어 일시적으로 출혈을 멎게 하는 처치를 하는
데, 이러한 방식은 응급조치는 되나 근본적인 치료라고 할 수

는 없다.

제대로 된 치료를 하려면 간이 굳어지는 근본적인 원인을 풀어 제거시키고, 궁극적으로 혈액 순환이 원활하게 되도록 해 주어야 한다. 그런데도 이런 원인 규명을 하지 않고 치료 원리도 몰라 무조건 수술칼을 대거나, 치료 방법이 없다고 방치하는 것을 보면 너무 안쓰럽다.

간에 지방이 계속 축적되어 있으면 녹내장이나 백내장 증상도 나타난다. 간은 축적된 지방 때문에 제대로 활동할 수 없게 되면 스스로 자구책을 내어 혈관으로 지방을 흘려보내는데, 이렇게 되면 거의 모든 혈관에 지방으로 인한 이물질이 끼게 된다. 특히 가늘고 섬세한 눈의 혈관에 이물질이 끼고 피의 흐름을 막으면서 녹내장이나 백내상이 생기는 것이다.

그뿐 아니라 신장의 거름채 같은 곳에도 지방이 끼어 신장의 기능을 떨어뜨리고 혈관에 고지혈증을 유발시켜 심장에도 영향을 주고 혈압에도 영향을 주게 된다.

치질이 발생하는 것도 간의 기능과 깊은 관계가 있다. 간을 고치지 않고 치질을 고치면 필경 재발하게 되어 있다.

❖ 급성 바이러스성 간염

간질환에 있어서 가장 많고 중요하게 생각해야 할 것은 간염 바이러스 때문에 생기는 급성 바이러스 간염이다.

바이러스성 간염은 바이러스가 우리 몸 안에 들어와 간에 자리를 잡고 번식하여 파생되는 병이다. 간에 베이스 캠프를 친 바이러스는 왕성한 번식을 통해 간세포 막이나 혈중으로 번져 나오게 되는데, 이 때 우리 몸을 지키는 파수꾼인 면역 세포들이 이를 인지하고 대항함으로써 생기는 전면전 상태라고 할 수 있다. 간에서 전면전이 일어나면 간의 정상적인 구조와 기능이 파괴되고 여러 가지 전신 이상이 파생된다.

이전에는 바이러스성 간염을 유해성 간염과 혈청(血淸) 간염이라는 두 가지 종류로 불렀으나, 지금은 A형, B형, C형, D형, E형, F형, G형 등 일곱 가지로 나뉘어져 있다. 그러나 그 증상에 있어서는 뚜렷하게 변별이 되지 않을 정도로 비슷하다.

그러나 단지 현대의학이 발견해낸 바이러스 종류가 일곱 종에 불과한 것뿐이지 사실상 간염 바이러스는 몇십 종, 몇백 종이 있는지 아직 모른다.

바이러스가 체내에 침입했다고 해서 그 즉시 간염 증상이 나타나는 것은 아니다. 바이러스가 간에서 증식을 하는 잠복기를 가진 후에야 본격적으로 이상징후가 나타나는 것이다. 잠복기는 유형에 따라 조금씩 차이가 있지만 보통 1개월에서 3개월 정도이다.

간염은 그 경과에 따라 급성과 만성으로 나누는데, 만성 간염의 경우는 급성 바이러스성 간염이 6개월 내지 1년을 경과 했는데도 낫지 않는 경우를 말한다. 급성 간염에서 만성 간염 으로의 이행은 A형 간염의 경우 10% 정도 B형간염의 경우 20~30% 정도 되는 것으로 알려져 있다.

특히 B형 간염의 경우 우리 나라 성인층 간질환의 주범이 다. B형 간염은 급성 간염뿐 아니라 만성 간염, 간경변증, 간 암까지 일으키는 무서운 병이다. 우리 나라 40대 남자들이 가 장 많이 걸리고 사망률이 제일 높다는 간질환도 대부분 B형 간염 바이러스에 기인하고 있는 실정이다.

의학계에서는 우리나라 전 인구의 약 10%인 400만 명이 B 형 간염 바이러스 보유자이며 이들 중 약 50%인 200만 명은 실제로 만성 간염 내지는 간경변증 환자로 추정하고 있으며 또한 이들 만성 간질환 환자 중 약 50%가 간질환의 후유증으 로 사망할 것으로 추측되어 현존 인구 중 약 1백만 명이 B형 만성 간질환으로 주어진 수명 전에 인생을 마칠 것으로 예견 하고 있다.

또한 최근에는 C형 만성 간질환의 진단에 필요한 새로운 검사 방법의 개발과 더불어 많은 수의 간염 및 간경변증, 심지 어는 다수의 간암환자에서까지 C형 바이러스가 관련되고 있 음이 밝혀지고 있어 B와 C형 만성 간질환의 비중이 매우 높아 가고 있는 실정이다.

❈ 간경변

　　간경변은 말 그대로 간장이 굳어지는 병이다. 간장이 굳어지는 까닭은 간에 해를 주는 상황에 지속적으로 노출됨으로써 간세포가 광범위하게 파괴된 후, 대신 그 부위에 딱딱한 섬유질 결합조직(結合組織)이 증식하여 수축해 버리기 때문이다. 결국 정상적인 간의 구조는 소실되고 간의 형태도 일그러지고 굳어지면서 간의 표면이 마치 자갈밭처럼 울퉁불퉁해지면서 전반적으로 쪼그라드는 것이다.

　　간경변이 되면 간세포의 절대수가 감소해 간기능이 저하된다. 뿐만 아니라 섬유질의 결합 조직이 들어차면서 간장 속의 혈액 흐름을 방해하기 때문에 간장이 충분히 활동할 수 없게 된다. 그리고 그 영향은 다른 장기뿐 아니라 인체의 곳곳에 미쳐 심각한 증상을 유발케 하는 것이다.

　　간경변증의 증상도 대체적으로 만성 간염과 비슷하다. 개인에 따라 다소간 차이가 있지만 일반적으로 쉽게 피곤하다든지 허약감, 구역질, 식욕감퇴, 헛배가 부르고 방귀가 자주 나오는 등 소화불량 또는 소변이 진해지며 혈담이 나타나기도 한다.

　　그러나 실제로 임상 진단에서는 간경변증 환자로 확진된 경우에도 간기능 검사라든지 몸의 이상 증상 없이 원기 왕성하게 지내는 사람들도 있다.

필자가 기술하는 증상들은 모든 환자들에게 다 나타나는 증상들이 아니라 일반적으로 많이 나타나는 증상들이기 때문이다.

　만성간염처럼 잇몸에서의 출혈이나 코피가 쉽게 나고 성욕이 감퇴되거나 여성의 경우에는 월경이 없어지기도 한다. 얼굴이 흑갈색으로 거칠어진다든지 황달과 모세혈관의 확장증, 사타구니나 겨드랑이의 털이 빠지기도 하고 남성의 경우 고환이 위축되는 증상이 나타나기도 한다.

　손발바닥의 혈관이 확장되어 벌겋게 보이거나 치질로 고생하는 환자들도 더러 있다.

　특히 비장이 비대해지는 증상이 나타나는데 간세포가 파괴되면서 굳어져 간으로의 혈류가 원활치 않아 간으로 흘러 들어가는 정맥, 즉 문맥 정맥에 피가 몰려 압력이 증가함에 따라 비장이 커져 왼쪽 늑골 밑에서 만져지기도 하며 복수가 차서 배가 불러오거나 다리에 부종이 오는 수도 있다.

　지방간이나 간염은 정상간으로의 회복이 가능하지만, 이것이 심화되어 간경변이 되고 간이 굳어 버리면 정상적인 상태로의 원상회복은 거의 불가능하다. 그러나 간은 재생 능력이 왕성하므로 적절한 치료를 하면 더이상의 악화를 막는 한편 간세포의 기능을 어느 정도 까지는 회복, 유지시킬 수 있다.

　특히 많은 환자들은 간경변증이라는 진단을 받으면 마치 인생 자체가 끝나는 치명적인 병인 줄 알고 울고불고 야단법석을 떠는데 이 또한 간질환에 대해 잘못 알려진 상식이다.

실제로 생전에 전혀 이상을 느끼지 못하고 천수를 누리고 돌아간 사람들이 우연한 기회에 부검에 의해 간경변증이 발견되는 경우도 흔하다는 것이 국내 간 전문 양의학자들에 의해서도 확인되고 있기 때문이다.

통계적으로는 대개 약 25%의 간경변 환자들이 간기능 이상이나 간경변 증상이 나타나지 않는다고 밝히고 있다. 따라서 만성간염이나 간경화라고 무조건 실의에 빠지거나 절망할 필요가 없다.

앞서 말했듯이 인생을 포기하다시피 하며 노여워하거나 벌컥벌컥 화를 내는 등 신경질적이 되거나 상심하면서 우울증에 빠지면 그만큼 오장을 더 해치게 될 뿐이다.

간에는 다음 페이지의 그림과 같이 A. Rough Endoplasmic Reticulum와 B. Smooth Endoplasmic Reticulum이 있다. 간에 이상이 생기면 A와 B가 동시에 문제가 발생한다. A는 주로 알부민이나 단백질 등을 만들어 주는 역할을 하며 B는 주로 체내로 흡수된 모든 독성의 해독에 관여한다.

따라서 A에 이상이 생기면 혈청, 혈청 알부민, 기타 단백질 혈액 효소 등의 생산량이 현저히 저하되어, 지혈이 잘 되지 않

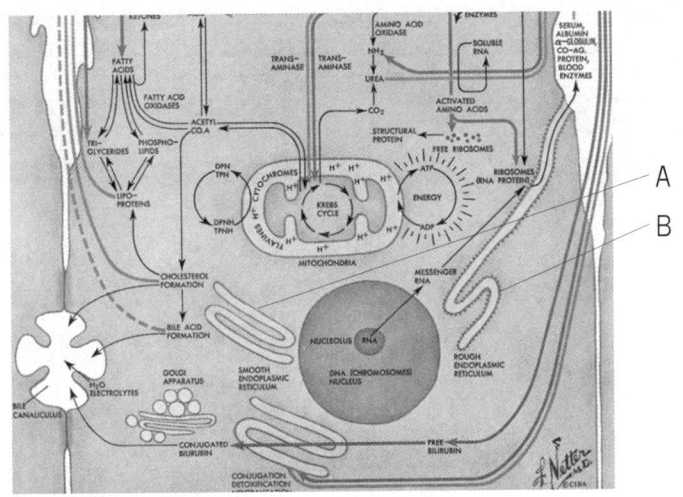

정상 간장세포의 기능도

을 뿐만 아니라 단백질 합성을 하는 기능이 떨어진다. 이렇게 되면 살이 마르고 특히 알부민이 부족해져서 계속 알부민 주사를 맞아야 한다. 그러나 알부민 투여는 임시방편의 소모적인 행위일 뿐 기능을 정상적으로 되살리지는 못한다. A 그 자체가 치료되지 않으면 결국 죽게 되는 것이다.

알부민에 대해서는 앞서 전세계 의학자들의 연구 결과를 기술했듯이 기대만큼의 효험이 없기 때문이다.

간경화증이란 병은 외과수술이나 물리치료를 통해 고칠 수 있는 병이 아니다. 그렇다고 일반 약물 처방에 의존해서도 안 된다.

로봇수술이 등장하고 인간의 유전자가 해독된 최첨단 시

대임에도 간염바이러스를 죽이거나 간경화를 고칠 수 있는 방법을 현대의학은 여전히 알지 못한다.

그래서 간경화증은 불치병으로 간주되고 있으며 간암보다도 무서운 병으로 치부되는 것이다.

그에 반해 B부분을 고칠 수 있는 약은 시중에도 많이 나와 있다. 예를 들면 시판되고 있는 우루사, 쓸기담, 헬민, 레가톤, 프로헤파름 골드 등등의 강장제들이다.

필자 역시 B부분을 고치는 데 이런 약들을 쓰고 있다. 그러나 이런 약들은 간경화의 주범인 A에 대해서는 전혀 효과가 없다. 오로지 B에 대해서만 잘 듣는다. 간경화가 오래 계속되면 슬그머니 간암으로 진전되기 쉽다.

하지만 필자는 A 부분을 고칠 수 있는 처방을 가지고 있다. 인체에 없어서는 안될 필수 미네랄과 나빠진 간장이 제 기능을 할 수 있도록 재생될 때까지 간장의 주요한 기능 일부를 대신해 주는 영양소 공급, 해독작용, 담즙생산, 소화효소, 필수비타민 등을 복합한 처방이다.

인체의 자가면역기능을 극대화 시켜주는, 효능과 성분이 과학적으로 규명된 원료들을 사용한다. 그래서 병원에서 치료를 포기한 환자들이 필자를 찾아와 처방에 성실하게 따르고 새 삶을 찾고 있다. 지방간, 간염, 간암, 간경화를 고칠 수 있는 비방이 있기 때문이다.

❖ 간 암

　　간암은 대부분 간경화증 환자의 합병증으로 발생한다. 간경화가 아니었는데도 간암에 걸리는 경우가 있을 수는 있겠지만, 이런 경우도 간 전체가 경화된 것이 아니라 부분적인 경화 상태에 있었다고 보아야 할 것이다.

　　또 간경화 이외에 간염 바이러스에 의해 발병하기도 한다. B형 간염 바이러스 보유율이 높을수록 간암의 발생 빈도수는 비례한다.

　　바이러스 보균자 특히 B형 간염바이러스보균자는 아주 운좋은 경우를 제외하고 거의 예외없이 간경화, 간암으로 진행된다. 의학적인 연구 결과에 의하면 바이러스 보균상태가 20~30년이 되면 대부분 간경화 상태가 된다. 경화상태로 치료하지 않고 두면 간암으로 진행된다.

　　이처럼 간 자체의 원인에 의해 발생하는 암을 원발성이라고 하며 폐나 위 등 다른 장기로부터 전이되어 온 암은 전이성 간암이라 칭한다.

　　간암은 뚜렷한 자각증상이 없어서 상당히 진전될 때까지 모르고 있는 경우가 많다. 증상이 있더라도 만성 간염 혹은 간경화증과 같은 간질환이나 위장관 병변과 확연한 감별이 되지 않는 경우가 많다.

간질환의 발병 원인과 치료법

간질환의 시작과 경과

　이미 설명한 바와 같이 바이러스성 간염도 A형, B형을 비롯해 여러 유형이 있다. 그런데 아무리 간염 환자와 접촉을 하고, 한 상에서 밥을 먹고, 성생활을 하며 함께 살아도 간염에 걸리지 않는 사람은 걸리지 않는다. 간이 아주 정상적이고 건강한 사람은 아무리 간염 환자와 함께 생활을 해도 간염균에 전염되지 않는다.

　실제로 B형 간염 보균자가 결혼을 하고 성생활을 하며 또 자녀들과 아무 거리낌없이 식사하면서 생활해도 일반적으로 알려진 것처럼 바이러스가 전염되거나 환자가 되는 경우는 극히 드물다.

　필자가 아는 사람 중에도 상당수가 보균자인데도 배우자나 가족 등은 아무런 이상이 없는 건강한 사람들이다.

　그러나 지방간 상태가 되면 면역 기능을 제대로 수행하지 못해 금방 간염균의 침입을 받는다. 즉 간에 지방이 축적되지 않고서는 간염균이 감염되지 않는다는 것이다.

간에 지방이 끼면 간염균에 무방비 상태로 노출되어 간염에 걸리게 된다. 이 때에 고단백을 섭취하라는 것이 일반적으로 권하는 식이요법이다. 그런데 그럴 경우 단백질과 함께 지방도 섭취하게 되어, 대부분 심한 지방간 또는 간경화 혹은 간암 쪽으로 순식간에 진행되게 된다.

그뿐 아니라 모든 혈관 내부에 기름이 끼게 되고 심장 판막이나 관상동맥 등 심혈관에도 기름이 끼어 결국 고혈압, 심장병까지 유발된다.

심장은 피를 돌리는 순환 펌프인데 펌프 밸브나 심장을 둘러싸고 있는 근육에 영양을 공급해 주는 혈관에 기름이 끼게 되면 그 순환기능을 제대로 할 수 없게 된다. 그러면 자연히 심장이 정상적인 기능을 못해 혈압이 떨어져서 말초혈관까지 피를 돌릴 수 없게 되고, 이것을 해결하려고 무리하게 압력을 가하게 되어 결국에는 혈압이 높아지게 된다.

다른 한편으로는 혈관에 기름이 끼어 혈관이 탄력을 잃고 딱딱하게 굳어지게 되는데, 이 또한 혈압을 올리게 만드는 원인이 된다.

대표적인 선진국형 질병의 하나인 심혈관계 질환의 근본적인 원인이 되기도 하는 것이다.

콩팥에도 역시 거대하게 뭉쳐진 지방질과 단백질 분자가 끼어 이뇨를 방해하게 되고, 이 상태가 계속 진전되면 신부전증이 와서 투석기로 피를 정화시키는 인공신장기를 사용해야 되는 사태까지 이를 수 있다. 이러한 신장 기능의 저하 역시 혈압을 올리는 원인이 된다.

이런 이유로 필자는 간 환자에게(모든 간 환자) 단백질과 지방질을 일체 섭취 못하도록 식이 처방을 하고 있다. 그리고 이 식이요법이 간질환 치료에 아주 핵심적인 작용을 하고 있다(정상인은 예외).

아무리 좋은 약을 투약하거나 치료법을 사용해도 음식을 주의(단백질과 지방의 섭취를 금함)하지 않고는 간질환을 치료하기 어렵다.

지방간의 원인

간질환의 첫 단계라 할 수 있는 지방간이 되는 데는 다음과 같은 원인이 있다.

❋ 음주, 과음

대부분의 사람들은 술을 마실 때 고기 안주와 함께 먹는다. 그 때 간은 우선적으로 인체에 해로운 알코올을 분해하기에 급급하게 된다. 그러다 보니 함께 유입되는 고기 지방의 분해는 자연히 뒤로 미뤄지게 된다. 하지만 간의 분해 역량도 한계가 있기 때문에 알코올 분해에 힘을 다 쏟고 나면 지방분해에는 전력을 다할 수가 없게 되고, 이 때 동시에 분해되지 못한 지방은 간에 축적되게 된다. 따라서 장기간 술을 마시면 지방간이 되게 마련인 것이다.

뿐만 아니라 습관적으로 장기간 술을 마시게 되면 지방간뿐만 아니라 간경변까지 진행된다. 알코올 자체가 간세포를 직접 해치는 사실이 확인되기도 했기 때문이다.

❖ 과 식

과식 역시 간에 지방을 축적하게 한다. 특히 아침을 적게 혹은 안 먹고 점심이나 저녁을 많이 먹으면 그 축적 정도가 심해진다. 저녁을 과식하고 술을 곁들일 경우에는 간의 분해 능력 한계 때문에 지방간은 피할 수 없게 된다.

지방이 많은 음식을 즐기는 사람은 당연히 지방간이 될 소지가 많다. 고기 뼈(사골국)를 고아 먹거나, 개소주, 염소 소주, 고양이 소주 등 뼈째 고아 먹기를 자주 반복하면 지방간이 될 확률이 아주 높다.

사골 등을 고아 식히면 청포같이 되고 계속 말리면 플라스틱처럼 된다. 체내에서도 마찬가지로 작용한다. 이것이 혈관을 막게 되면 아주 큰 병이 생기게 된다. 지방간은 물론이고 간염, 간 경화, 간암에도 걸릴 수 있고, 지방질이 혈관을 타고 흘러 들어가 온몸의 혈관에 기름이 끼어 혈압, 당뇨, 심장병, 중풍, 암 등의 성인병에 무방비 상태가 된다.

❖ **운동 부족**

　과음 과식을 하지 않는 사람도 운동량이 부족하면 지방간이 되기 쉽다. 음식을 통해 섭취되었다가 채 분해되지 못한 지방을 운동을 통해 배출해 주지 않으면 역시 간에 쌓이게 되기 때문이다.
　일차적으로 간에 쌓인 다음, 다른 체내로 흘러 들어가 축적되기 때문에 대체로 비만의 사람들은 지방간의 확률이 높을 수밖에 없다.

지방간의 예방법

　지방간을 예방하려면 식사 습관과 양을 잘 조절해야 한다. 쉽게 표현하면 아침은 포만감이 들도록 먹고 저녁은 다소 배고플 정도로 먹는 것이 좋다. 아침에는 식곤증이 나도록 먹어도 온종일 움직이는 가운데 그 에너지를 다 써 버릴 수 있기 때문이다. 그러나 저녁을 많이 먹으면 뱃살만 늘릴 뿐 건강에는 별 도움이 되지 않는다.

지방간 치료의 식이처방 - 단백질·지방질 섭취 금지

  필자는 간질환을 고치기 위해서는 단백질과 지방질의 섭취를 철저하게 금지시킨다. 여기에는 그럴 만한 필자 나름대로 수십 년의 경험적 이유가 있다.

  지방간이나 간경화증은 간에 기름이 끼고 굳어지면서 간세포가 파괴되는 병이다. 다시 말하면 간의 주요 기능 중의 하나인 단백동화 능력이 떨어지거나 아예 단백동화가 안되는 상태가 되는 것이다. 그런데 이런 상황에서 고단백 식이 처방을 내려 계속 단백질을 공급한다면 어떤 현상이 일어나겠는가.

  단백동화 작용을 하는 곳은 간이다. 소화된 단백질은 창자에서 흡수되어 혈관을 타고 간으로 와서 단백 동화되어야 한다. 그러나 이미 지방질로 인해 경화되어 제대로 단백 동화작용을 할 수 없게 된 간은 단백 이화를 시키게 된다. 단백 이화란 단백질을 분해하여 요소를 만들어 소변으로 내보내는 작용을 말한다. 소위 체내의 노폐물을 몸밖으로 내보내는 것이다.

  그런데 단백 동화가 제대로 안 되면 요소 합성도 안 된다. 합성되지 못한 요소는 체내에 독한 암모니아를 발생시킨다. 암모니아는 혈중 농도가 0.1%만 되어도 치사량에 해당한다. 단백 동화작용과 단백 이화작용을 통해 체내에 발생하는 위험한 암모니아 가스를 배출해 내어야 하는데 간 기능이 제대로 작용을 못하면 이 작용을 할 수가 없는 것이다.
 암모니아의 농도에 따라 인체는 다음과 같은 변화를 일으킨다.
 암모니아 혈중 농도가 소량일 때는 다음 페이지 그림의 ①과 같이 정신이 나간 사람처럼 멍한 모습이 되었다가, 조금 더 올라가면 ②처럼 수전증이나 사지가 떨린다. 그 상태에서 더 암모니아 농도가 오르면 ③처럼 미친 듯 발작을 일으키다가 종국에는 ④와 같은 간성혼수 상태에 빠지게 된다.
 만성 간염이나 간경변이 아닌 급성 간염 상태에서 이처럼 간성혼수가 오면 대단히 위험하다. 급성간염으로 급사하는 경우는 대부분 이같은 간성혼수 때문이다.
 한편 단백질을 금하라고 하면 단백질 부족 증상이 오지 않을까 하는 염려를 하는 환자들이 많은데, 그러나 그런 걱정을 할 필요는 없다. 실제로 불교의 계율을 그대로 지켜 고기를 전혀 먹지 않는 스님에게 단백 부족으로 인해 변고가 생기는 경우는 거의 없다. 오히려 고기를 마음껏 먹고사는 사람들보다 전혀 먹지 않는 스님들이 더 건강하게 산다.
 또 식물성 식품에도 얼마든지 영양가 높은 단백질, 지방질이 함유된 식품이 있다. 그리고 일단 간장질환의 기본 치료가 끝나면 기본적인 동물성 단백질의 섭취는 무방하다.
 간에 일단 기름이 끼고 나면 그것을 제거하기가 무척 힘들

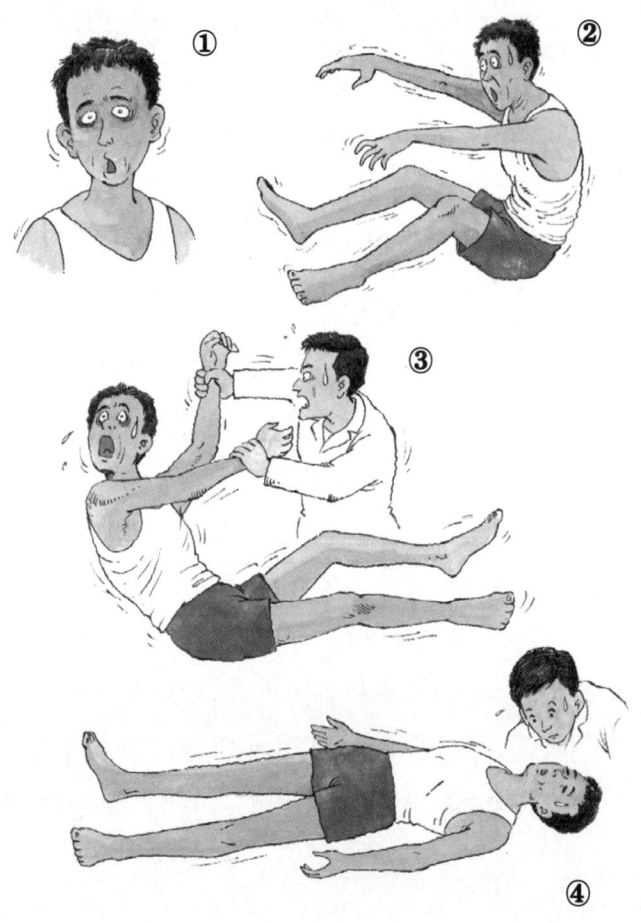

간성 혼수상태가 되는 과정

다. 그런데도 불구하고 전에는 간 환자에게 무조건 고단백 섭취를 권했다.

단백동화 기능은 간의 중요한 기능인데 이것이 고장나면 거의 다 죽게 된다. 그 상태에서 육류를 섭취하면 병세가 더 악화되고 가속화되어 속수무책인 상황이 되어 버린다. 심하면 암모니아의 발생으로 전술한 간성혼수가 오기도 한다.

또한 고단백에는 필수적으로 지방이 많이 따른다. 간이 나빠지면 고단백이든 저단백이든 처리를 못하게 되어 간경화를 더욱 악화시켜서 생명을 위태롭게 하는 것이다.

처음에는 필자의 이런 충고를 받아들이는 사람이 별로 없었으나 오랫동안의 임상투약을 경험하고 나서는, 필자의 주장이 인정을 받아 중증의 간 환자에게 고기를 못 먹게 하는 병원이 하나 둘 늘고 있어 다행스럽다.

특히 양방에서도 간성혼수의 조짐이 보이면 즉각 단백질 투여를 조절한다. 바로 필자의 단백 동화작용 이론 때문인 것이다. 간이 제 기능을 못해 암모니아만 발생시켜 혼수상태가 오게 하는데 어떻게 고단백을 섭취하라고 할 수 있겠는가.

간질환을 고치는 법

간염 · 간경화

앞에서도 이야기했지만 간염은 지방간의 상태에서 걸리는 병이다. 간염균은 지방이 낀 간이라야 왕성하게 활동하기 때문이다. 지방과의 친화성 바이러스라고 생각하면 될 것이다.

그런데 필자를 찾아오는 간염 환자들은 병원에서 진단시 지방간이라는 말은 없었다고 주장하는 경우도 있다. 그것은 간염의 침투 경로를 잘 모르고 있기 때문이다. 간염 환자는 일단 지방간이 아니고는 간염 바이러스가 침범할 수가 없다는 것을 이해하고 치료에 들어가야 한다.

현대의학이 포기한 다른 만성 성인병도 마찬가지겠지만 간염을(바이러스 성 간염) 치료하는 첫번째 조치는 투약이 아니고 음식주의이다.

동물성 단백질과 지방을 공급하지 말아야 고칠 수 있고, 치료가 끝난 후에도 절제해야 된다.

현대의학, 특히 양방의 치료논리와는 역설적이지만 단백질 금지에 대해서는 앞서 여러 번 이야기했듯이, 이미 지방간이 된 상태에서의 단백질 섭취는 지방간 상태를 계속 부채질해 더 나쁘게 진행되도록 만들뿐이다.

간에 지방이 없어야 간염균이 활동하지 못한다. 그래서 단백질 섭취를 금지하고 기존에 끼어 있는 지방질을 말끔히 제거해 주어야 간염이 퇴치되는 것이다.

단백질을 금지하고 약을 쓰면 초기에 간 기능 수치가 일시적으로 급상승하거나 설사를 하는 경우도 있다. 이것은 간에 낀 지방과 기타 독성분을 동시에 소탕하기 때문에 생기는 일종의 명현반응 현상이다. 그러나 일단 지방질 청소가 끝나고 나면 정상으로 돌아가게 된다.

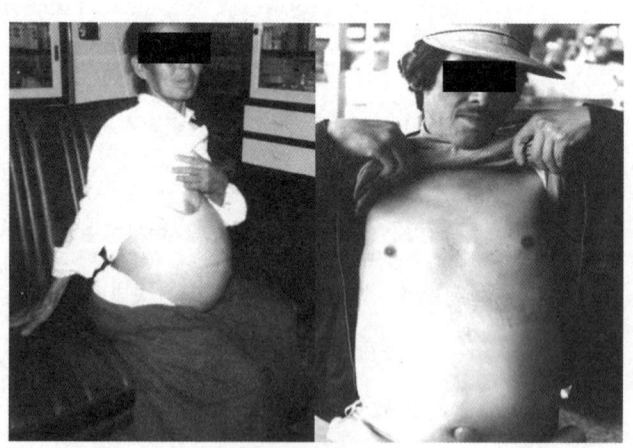

간경화 환자의 복수   간경화 환자의 붉은 반점과 복수

기존의 치료법과 필자의 치료법

　간염의 근본 원인인 지방질의 제거 없이 간 기능 수치를 조절하는 약을 쓰는 것은 치료가 아니라 당장의 응급처치일 뿐이다.

　서구에서 개발된 인터페론이란 약(부작용이 많음)을 우리 나라에서는 간염 치료에 열심히 투약해 임상 실험을 하고 있는 상황인데, 효과를 보았다는 사람은 별로 보지 못했다. 이 약은 본래 항암제로 개발되었는데 최근에도 심각한 우울증, 불면증 등을 유발하는 부작용 사례가 보고돼 행정당국이 조치를 취하기도 했다.

　필자가 아는 한 30대의 여성 환자는 수년간 이 인터페론을 수천만 원을 주고 맞았지만 아무런 효과도 못 보고 인터페론으로 인한 탈모·우울증등 부작용만 잔뜩 얻은 채 필자에게 찾아왔다.

　B형 간염 예방주사는 이미 국내외에 만들어져 있다. 예방이란 면역 항체가 체내에 생성되어야 한다. 그런데 상당한 기대에도 불구하고 예방주사를 한 번 맞아서는 항체가 생기지 않는 모양이다. 3년, 5년이 지난 후에도 계속해서 추가 접종을 해야 하는 것으로 알고 있다.

　또 간염은 바이러스성 질환이기 때문에 한두 종류의 확인된 바이러스의 백신만을 맞아서는 안된다. 지금까지 밝혀진 바이러스 종류만도 수종인데 아직 밝혀지지 않은 바이러스까지 합하면 수십 종, 수백 종이 될지는 누구도 정확히 알 수가 없는 것이다. 따라서 간염바이러스 자체가 정착할 수 없도록 근본적인 조치를 취해야 하는 것이다.

아무리 특정한 질병을 치료하는 천하의 명약이라고 해도 그 병을 앓고 있는 모든 환자들에게 일률적으로 듣는 것은 아니다. 유전적 요인으로 일부 환자는 전혀 효과가 없는 것은 물론 오히려 심각한 부작용까지 겪어야 하는 경우가 있다.

그래서 이러한 특이한 환자들을 투약 전에 미리 골라내는 이른바 약리유전학 (藥理遺傳學)이라는 학문이 새로이 등장하고 있기도 하다.

제약회사나 약사들에게 이러한 정보를 제공하기 위해 3천만

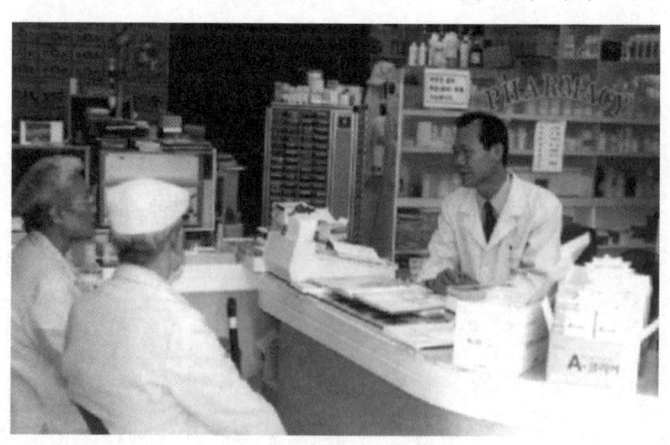

달러를 들여 3년에 걸쳐 10만 개의 변이 유전자 지도를 작성할 계획인 미국 국립보건 연구원(NIH)의 유전실장 프랜시스 콜린스 박사는 이 학문이 '매우 흥미롭고 새로운 분야' 라고 말하고 있다.

약리유전학은 의사가 환자 개개인에 알맞는 약을 골라 처방할 수 있도록 개인들이 가지고 있는 희귀한 유전적 특성을 잡아내는 새로운 과학이다.

특효약이라도 환자 모두에게 듣지는 않는다는 사실을 의사들도 알고 있다. 같은 약이라도 어떤 사람에게는 독으로 작용, 위험할 수 있는 것이다. 미국의학협회(AMA)는 최근 매년 2백만 명이 약물 중독으로 입원하고 이 중 10만 명이 사망하고 있다는 소사보고서를 발표하기도 했다.

약은 특정한 질병을 앓고 있는 환자들 모두가 아니라 이들에게 평균적으로 효과가 있다고 판정되면 판매가 시작된다. 따라서 이들 중에는 투약해도 효과가 없고 부작용만 나타나는 환자가 있을 수 있고 이들은 결국 시간과 돈만 낭비한 셈이 된다. 그러나 현재로서는 이러한 특이한 환자를 가려낼 방법이 없다. 필자의 경우도 마찬가지이다. 간혹 상태가 더 악화되거나 치료되지 않는 환자들도 있다.

미국 스미스클라인 비첨 제약회사의 연구실장인 조지 포스트 박사는 이러한 상황을 가리켜 '일종의 도박' 이라고까지 비유하고 있다. 그럼에도 세계 의학계에서는 약리유전학의 첫번째 시도로 우선 피임약을 복용하는 여성 중에서 혈전(血栓)이라는 심각한 부작용이 나타나는 여성을 가려내는 유전자 검사법부터 개발할 것으로 보인다.

콜린스 박사는 전체 인구 중 7%는 V-라이덴 인자(因子)라고 불리는 변이형(變異型) 혈액응고 유전자를 가지고 있다고 밝히고 이러한 변이유전자를 가진 여성이 피임약을 복용하면 부작용으로 혈전이 나타날 위험이 가장 크다고 밝히고 있다.

최근 캐나다의 한 연구팀은 알츠하이머병 환자 중 APOE-4라고 불리는 아류형(亞類型) 유전자를 가진 사람은 알츠하이머병 치료제인 타크린이 듣지 않았다는 사실을 알아냈다.

프랑스의 장세트 사(社)는 앞으로 1년 안에 약물테스트를 위한 6만 개의 표식(標識)유전자 지도를 만들어내 이를 이용하여 인기 있는 천식 치료제인 지플로가 가장 잘 듣는 환자 30%와 이를 복용하면 간독(肝毒)의 부작용이 나타나는 3%의 환자를 가려내는 검사법을 개발할 계획이라고 밝히기도 했다.

그러나 대부분의 간염 환자들은 안심해도 좋다. 항체가 생기고 안 생기고는 별 문제가 아니다. 간에 낀 지방이 제거되면 간경화나 간암으로의 전이를 걱정할 필요가 거의 없고, 간염균도 간에 더 이상 살 수 없기 때문에 일단 안심해도 되는 상황이 되는 것이다.

물론 필자는 이런 환자도 대체요법이나 미네랄요법 등 특수 요법으로 항체가 형성되는 방도를 찾아 계속 노력할 것이다. 그러나 항체가 형성되지 않는다고 해서 치료가 안되었다고는 생각하지 않는다.

간염에서 간경화, 간암으로 가는 길을 일단 차단한 것만으로도 큰 성공을 거둔 것이다.

다음은 간경화의 치료이다.

간경화가 최악의 상태에 이르면 이식 수술을 하기도 한다. 간 이식은 의학적으로 놀라운 것이고 획기적이어서 TV에서도 몇 차례에 걸쳐 방영되었다.

그러나 이식 수술을 한다는 것은 결국 간경화병을 고칠 수 없다고 자인하는 것이다.

그래서 필자는 간경화라도 고칠 수 있는 방법을 알고 있고 또 간은 부활할 수 있다는 사실을 믿고 있기 때문에 수술은 가급적 권하고 싶지가 않다.

그러나 무엇보다도 가장 중요한 것은 간염이나 간경화 등 간장 질환에 걸리지 않게 하기 위한 예방법이 최선이다.

약물, 각종 공해 물질, 식품의 첨가물은 말할 것도 없고 알콜은 특히 간독(肝毒)이라고 할만큼 간장장애의 직접적인 원인 물질로 작용한다.

항생제, 진통제, 혈압강하제, 남성호르몬제제 등도 다 간에 부담을 주거나 간세포를 손상시키기는 마찬가지이다.

간경변 환자의 식사요법은 편식을 피하고 비교적 환자의 입맛 위주로 골고루 섭취하는 것이 좋다.

간세포의 재생이나 질병의 회복을 위해서는 고른 영양섭취가 가장 필수적이다.

그러나 일반적으로 알려진 무턱댄 고단백 섭취는 오히려 간성혼수를 유발케 해, 생명을 위협할 수 있어 양방에서도 고단백 식이요법을 상당히 조심스러워하고 있다.

필자는 이미 수십 년 전부터 간 질환자들에게 고단백, 고지방 음식은 암모니아 가스를 발생시키는 등 간성혼수를 유발시키므로 동물성 단백질, 지방은 아예 피하라고 권한다.

양방에서도 이미 간성혼수 징후가 나타나면 즉각적으로 단백질 섭취를 제한하거나 금하고 있다. 암모니아 가스의 발생을 부추겨 간성혼수를 심화시킬 수 있기 때문이다.

그러나 아직도 이같은 논리를 잘 모르는 의사, 약사 등 의료 관계자들은 간염 환자나 간경화 환자들에게 무턱대고 고단백 영양섭취를 권유하고 있는 실정이다.

반면 구토감이나 구역질 등으로 음식 자체를 먹을 수 없는 환자에게는 탄수화물 유동식이나 신선한 제철 과일, 야채 등으로 부족한 칼로리를 보충하는 것이 좋다.

이 경우 양방에서 대개 단백질 가수분해물이나 당질, 수용성 비타민을 정맥 주사로 보충해 주는 치료법을 사용하는데 이들 인공적인 약물이나 처방에 가급적 의존하지 말고 자력으로 음식을 통해 원기를 회복토록 해야 면역력을 보다 빨리 강화시킬 수 있다.

비타민K, C 또는 B 종류가 많이 함유된 신선한 야채, 과일이 치료 효과를 극대화할 수 있는 것이다. 이때도 물론 편식은 하지 말아야 한다.

우리나라 사람의 속성상 10년 또는 수십 년간 서서히 망가뜨려온 간을, 한두 가지 음식을 한꺼번에 많이 먹는다고 나아질 것으로 생각들을 하고 있는데 이는 극히 잘못된 생각이다. 오히려 아무리 간에 도움되는 음식이라도 한꺼번에 대량으로 집중 두입되면 오히려 역효과가 초래된다.

예를 들어 당근이 좋다고 해서 필요 이상으로 당근즙을 마시면 혈중 카로틴 함량이 높아지게 되는데 이렇게 되면 이 카로틴은 다시 담즙산에 의해 비타민A가 되는데 비타민A가 과량 섭취되면 오히려 간세포에 독으로 작용할 수도 있다.

따라서 간질환에 좋다고 해서 한꺼번에 다량 복용하지 말고 조금씩 자주 장기간 복용하면서 질환을 치료하고 재생시키려는 노력이 중요하다. 20~30년 동안 망가진 장기가 어떻게 단 며칠 또는 1~2개월만에 정상으로 회복될 수가 있겠는가.

또 하나 간경화 환자가 유의해야 할 사항은 경화 상태가 상당히 진행되어 식도 정맥류가 발생될 정도까지 되면 섬유질의 무리한 섭취도 조심해야 하는 것이다.

다량의 섬유질 섭취로 변비 등이 생겨 배변시 복부의 압력이 상승하면 이 압력의 영향으로 식도 정맥류가 파열, 피를 토할 수 있기 때문이다.

이런 경우에는 식사 회수를 하루 3회에서 6~8회 정도로 늘려 조금씩 자주 먹는 것이 치료에 도움이 된다.

거듭 강조하지만 간질환의 치료와 재생에는 식이요법과 정신적, 신체적 안정이 가장 중요하다. 신선한 피가 간으로 많이 흘러들어가 세포 부활을 돕게 하고 정신적으로도 간을 상하게 하는 노여움, 분노 등을 자제하면서 재생을 돕도록 해야 한다.

특히 주의해야 할 것은 간성 혼수시에는 어떤 형태든 단백질 섭취를 절대 금해야 하는 것이다. 양의학에서도 요즈음은 간성 혼수 상태의 환자에게는 무단백식을 주는 것이 보편화되고 있다.

무단백식과 비타민, 무기질 섭취를 통해 일단 기력을 회복한 뒤 열량을 늘려 섭취해야 하는 것이다.

중증 간경화의 흔한 증상 중의 하나는 복수인데 뱃속의 내장 기관과 복벽 사이에 위치하는 복강 내에 물이 괴는 상태로 소변량이 줄면서 배가 불러오는 현상을 말한다.

이에 따라 복부 팽만, 소화 불량, 심한 경우 호흡 곤란까지

올 수 있는데 간경화 환자에게 복수가 오는 경우는 몸속에 축적되었거나 새로 유입된 염분이 가장 큰 원인이다. 그러므로 복수나 다리 등에 부종이 오는 경화 환자에게 소금은 금물이다.

 이럴 때는 이뇨제를 쓴다든지, 가능한 누워서 안정을 취한 다음 간으로 최대한 피가 흘러 들어가게 하는 것이 좋다.

 한편 간경화의 예방법은 일반적인 상식 선에서 실천하면 별반 무리가 없다. 혈액으로의 감염이 가장 많으므로 1회용 주사기 사용, 대중목욕탕 등지에서의 면도기 돌려쓰기 금지, 손톱깎이, 칫솔, 이미용 기구 등의 소독이나 1회용 사용 등 대중적 예방법을 잘 실천하면 된다. 금주나 금연 등은 너무나 상식적이고 일반적인 예방법이라 더 이상 언급을 하지 않겠다.

 그 외 무분별한 정력제나 비의료인이나 비전문가들로부터의 정체불명의 약이나 영양제 또는 첨가물, 항생제, 진통제 등의 오남용을 주의해야 한다. 의사나 약사 등의 전문가와 상담 또는 상의 없이 자가 처방으로 이것저것 먹고 마시고 할 경우 오히려 간독성만 더 유발케 한다는 사실을 명심해야 할 것이다.

 거듭 밝히지만 인체 자가 면역력을 증강시켜 간염 바이러스 따위가 간세포에 살아남을 수 없도록 면역력, 즉 저항력을 강화하는 것만이 치료의 가장 좋은 방법이다.

 경찰력 등 방범활동이 철통같은 국가사회에서 범죄가 줄어들거나 발붙일 수 없는 것과 마찬가지이다. 철통같은 면역체계로 바이러스뿐만 아니라 어떤 세균도 침입해서 발붙이지 못하게 하는 것이 무병장수의 원론인 것이다.

❖ 간경변 진단법

의사들은 손으로 배를 만져 간-비장이 부어있는지 여부와 복수(腹水)나 상부 위장관 출혈 등 임상 증상이 나타나는지를 관찰한다. 검사로는 혈액검사, 초음파검사, 내시경검사, CT, 간스캔 검사 등을 시행한다.

양의학적으로 '혈소판 수가 현저히 감소했거나, 간-비장 모양이 비정상이거나, 식도-위의 정맥이 불거져 있으면 대개 간경변으로 볼 수 있다.

❖ 음주와 간경변

서양의 연구에 따르면 하루 80g의 알코올을 매일 15년간 마신 사람의 약 3분의 1에서 간경변을 확인할 수 있었다고 한다. 알코올 80g은 양주 150cc, 소주 300~400cc, 포도주 750cc, 맥주 1,500~2,000cc에 해당한다. 주 5회 이상 음주는 매일 음주로 본다.

그러나 '음주량이 80g에 미달하는 사람은 매일 15년간 마셔도 간경변 확률이 4% 미만' 이라는 국내 보고도 있다.

간 암

간경화를 제때 치료하지 않고 오래 두게 되면 사실상 거의 대부분이 간암 쪽으로 진행된다.

간암의 원인도 여타 암과 마찬가지로 여러 가지가 있지만 그 중에서도 B형 간염 바이러스가 활동성인 만성 간염환자 또는 간경화 환자 등에게서 특히 발병률이 높다.

그러나 B형 만성 활동성 간염환자나 간경화 환자가 아니더라도 최근엔 간암 발병 환자들이 많다. 예컨대 C형 바이러스 보균자 또는 D, E, F, G 또는 A형 바이러스 보균자에게도 발병될 수 있으며 이런 바이러스와 전혀 무관한 사람들에게도 발병된다. 음주, 흡연과도 물론 절대적인 상관관계가 있다.

이 때문에 술병에조차 요즘엔 간장질환의 유발 가능성을 경고성 문구로

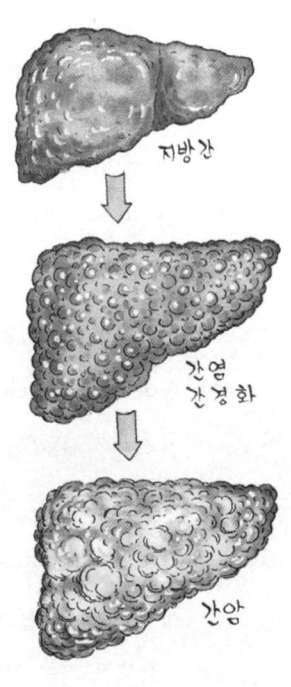

의무적으로 써놓고 있기도 하지 않는가. 그만큼 특히 지나친 음주는 간암 발생과 밀접한 관계가 있다.

❖ 증 상

간암의 초기 증상은 대개 간경변증으로 치료받던 환자들이 뚜렷한 이유 없이 상태가 악화되는 것이다. 이유 없이 체중이 준다거나 황달이 갑자기 심해지며 복수가 차도가 없는 경우 등일 때 일단은 간암으로의 진행을 의심해 봐야 한다.

대개 양방에서 복수를 뽑아보면 간경화 정도일 때는 맑은 색깔의 물이 나오는데 간암으로 진행되었을 때는 색깔이 짙거나 피가 섞여 나오기도 한다. 간 전문가들은 이때 이들을 진찰해 보면 딱딱한 종괴가 만져지기도 한다고 밝히고 있다. 간암이 진행될수록 환자는 더욱 쇠약해지며 통증이 심해지기도 한다.

암덩어리가 더욱 커져서 복벽을 밀어 올려 겉에서 보아도 덩어리가 튀어나온 것이 확인될 때도 있다. 경우에 따라서는 간경변증 환자에서와 마찬가지로 식도정맥류 출혈이 생기거나 간성혼수에 빠질 수도 있다. 또한 간암을 덮고 있는 막이 저절로 터져서 복강 내로 피가 쏟아져 나와 배가 몹시 팽만하게 되고 심한 실혈로 쇼크에 빠지기도 한다.

간세포 기능 장애와 합병증이 나타나는 것은 간경변증의 말기에서와 마찬가지이다. 쉽게 피곤하다든지 허약감이 들거나 구역질, 식욕감퇴, 또는 헛배가 부르고 방귀가 자주 나오는 등 소화불량 같은 증상 외에 오줌이 진해지며 황달이 나타나기도 한다. 또 잇몸에서의 출혈이나 코피가 쉽게 나고, 성욕이 감퇴되거나 여성인 경우에는 월경이 없어지기도 한다. 얼굴이 흑갈색으로 거칠어진다든지 눈 흰자위에 황달이 나타나거나, 주로 뺨에 모세혈관이 확장되어 보일 수도 있다. 목이나 가슴에는 거미줄 모양의 혈관종이 생기고, 겨드랑이의 털이 빠지거나 남자의 젖이 여성처럼 부풀어오르기도 하며, 고환이 위축되기도 한다. 손바닥이나 발바닥의 혈관이 확장되어 벌겋게 보이거나 치질로 고생하는 경우도 많다.

간세포 기능장애는 위와 같은 증상이 지속되거나 더욱 심해지는 것이 보통이나, 이러한 증상 없이 지내다가 합병증이 생겨서야 비로소 간의 이상이 있음을 발견하게 되는 수도 많다.

합병증은 간의 구조가 파괴되기 때문에 정상적인 혈액순환이 안되게 되어서 이른바 문맥압의 상승을 일으키는 데 기인한다. 지하도 공사로 큰 길이 막히면 차가 밀리듯이 간으로의 혈류가 원활치 않으면 간으로 들어가는 정맥, 즉 문정맥에 피가 몰려 압력이 증가하는 것이다. 그 결과 비장이 커져서 왼쪽 늑골 밑으로 만져지기도 하며 복수가 차서 배가 부르기도 한다. 다리에 부종이 함께 오는 수도 많으며, 큰 길이 막히면 피가 샛길을 통해 흐르게 되므로 좁은 길의 압력이 높아지고 그 결과로 혈관이 터져 출혈을 일으키기도 한다. 혈관이 파열되는 가장 위험한 곳이 식도와 정맥으로 터지면 피를 토하거나 새까만 피똥을 누게 되어 병원을 찾는 경우도 있다.

❖ 진 단

간암의 진단에 있어서 가장 중요한 것은 앞서 말한 증상과 더불어 진찰 소견이라고 할 수 있다. 암덩어리에 의해 오른쪽 간 부위에 통증이 나타나고, 의사들이 촉진해 보면 간경변증의 소견을 보이는 간 표면에 돌덩이 같이 울퉁불퉁하고 딱딱한 암괴가 만져지게 된다는 것이다.

혈청학적 검사, 초음파검사 및 컴퓨터를 이용한 단층촬영 등으로 정확한 진단을 받을 수 있다.

이런 방법으로도 진단이 확실치 않은 경우 양방에서는 일반적으로 간암에 영양분을 공급하는 혈관까지 가느다란 관을 넣어서 조영제를 쏘고 촬영하는 혈관조영술과 복강경을 이용한 간조직 검사를 시행하기도 한다. 간조직 검사는 간에 침을 꽂아 끝에 묻어 나오는 간조직을 현미경으로 검사하는 것인데, 보통 치과에서 이를 뺄 때 국소마취를 하는 것처럼 진통제 주사를 맞고 실시하지만 고통스러운 것은 사실이다.

조직검사는 간질환의 확진을 위한 유용한 검사이며 간에 있는 종양이 악성인지 양성인지의 감별도 간조직 검사를 하면 확인할 수 있다.

양의사들에 따르면 간암과 같이 간의 일부에 병소가 국한된 경우에는 복강경 검사를 시행하면서 간조직 검사를 실시하게 된다. 복강경 검사는 배꼽 주위를 국소마취한 뒤 작은 피부 절개를 하여 기계를 넣어 시행하게 되는데, 이 검사의 장점은 별 통증이 없으며 간 표면의 전반적인 병변뿐만 아니라 담낭 및 복막도 검사하면서 이상 부위는 직접 검사침으로 채취하여 조직검사를 시행할 수 있다는 데 있다는 것이다. 이밖에도 동위원소를 정맥 내 주사하면 간암이 있는 부위에는 동위원소에 의한 음영이 나타나지 않는 간주사 같은 방법도 있으나, 간경변증이 심한 경우에도 유사한 소견을 보일 수 있으므로 주의를 요한다고 의사들은 밝히고 있다.

※ **치 료**

간암이 확진되면 사실상 그 예후는 매우 불량한 것만은 사실이다. 간암은 특히 진행 속도가 빠르므로 환자는 진단을 받은 뒤 6개월 이내에 사망하는 것이 양의학적 통설이다. 그러나 간암에 걸렸다고 모두 다 6개월 이내에 죽는 것은 아니다. 기적이나 예외도 얼마든지 있으며 양의학적 치료 방법 외에도 얼마든지 방법은 있을 수 있기 때문이다.

우선 의사와 상의하여 수술에 의해서 암종을 제거, 완치할 수 있는지를 결정하는 것이 좋다. 우리나라의 간암은 대부분 간경변증에 동반되어 나타나지만 간경변증이 심하지 않고 한 부분에 국소적으로 간암이 생긴 경우라든지 다른 조직으로 전이가 안되었을 때에는 수술로 치료가 가능하다. 그러나 심한 간경변증에 합병하여 생긴 간암인 경우 암조직을 떼어내더라도 나머지 간이 제대로 기능을 못할 수도 있고, 또 많은 경우에 있어서는 간암의 진단을 받게 될 때쯤이면 이미 암세포가 광범위하게 퍼져 있는 수도 있기 때문에 수술로써 치료가 가능한 경우는 그리 많지 않다.

간암의 수술 여부를 결정짓기 위해서는 여러 가지 간기능 검사뿐만 아니라 간스캔, 복강경검사 및 간동맥 조영술과 같은 검사를 거쳐야 한다. 간경변증이 심하지 않고 간암의 범위가 국한되어 있어야 즉 종양이 한개라야 수술적으로 절제가 가능한데, 수술이 불가능한 예에 대해서는 최근 항암제를 암세포로 가는 혈관이나 말초 정맥에 주사함으로써 일부 예에서는 치료 효과를 보며, 한편으로는 암세포의 증식을 가능한 한 억제하고 통증을 경감시킬 요량으로 끊임없이 암화학 요법을 시도하고 있지만 그 부작용으로 인한 환자의 고통은 엄청나다. 양의학적 최후의 방법으로는 간장 이식을 통한 이식술이지만 그 또한 쉽지가 않다.

이러한 양의학적 첨단 치료법으로도 치료가 불가능한 경우에는 부득이 양의학자들이 잘 인정하려 들지 않지만, 대체요법이나 식이요법, 또는 민간요법 등을 사용할 수가 있다. 이런 경우도 물론 초기 암 환자일수록 치료 효과가 클 수밖에 없다.

암세포가 열을 싫어한다던가 산소를 싫어하는 혐기성 세포라는 사실들이 이들 여타 요법들의 치료 효과를 입증해 주고 있는 것이다.

그런데 간암 환자의 경우 간암만 치료하면 문제가 해결되는 것으로 생각하는 사람들이 많다. 그러나 양의학 전문가들도 필자의 주장처럼 '간암을 아무리 잘 치료해도 간경변(간경화)을 다스리지 못하면 장기 생존을 기대하기 힘들다'고 지적한다. 간암 환자의 80% 정도는 간경변을 동반하기 때문이다.

통계적으로는 환자에 따라 진행 상태에 큰 차이가 있지만 평균 2.5%정도의 간경화 환자들이 매년 간암으로 발전하는 것으로 알려져 있다. '간경변 환자는 간부전(간 기능이 거의 없는 상태)으로 사망하는 수가 가장 많기 때문에 간암을 치료해도 간경변을 해결하지 못하면 간이 제 기능을 발휘할 수 없다. 그러나 현재 간경화를 치료할 수 있는 뚜렷한 약재는 없다는 것이 양의학적 주장이다. 그러나 필자는 '간은 생명력과 복원력이 강한 장기여서 간경변의 원인이 된 간염 바이러스를 제거하면서 식이요법 등을 잘 할 경우 어느 정도 기능 회복이 가능하다'고 생각한다. '희망' 그 자체의 치료효과도 무시할 수가 없는 것이다.

이처럼 간암을 치료하는 방법은 여러 가지가 있다. 암이 발견된 간 조직을 잘라 버리는 절제 외에, 암조직으로 들어가는 혈액이나 영양공급을 막아주는 색전술을 시술하기도 한다. 하지만 그것으로 당장의 효과를 보았다 하더라도 앞서 말했듯이 간경화를 고치지 않고서는 완전히 고쳤다고 안심할 수 없다. 간경화 상태를 고치지 않으면 또다시 암이 발생하기 때문이다.

그러나 암은 칼로만 고치는 병이 아니다.

간암을 조기 발견하면 수술이 아닌 방법으로도 고칠 수가 있는 것이다. 한국 원자력 연구소 박경배 박사, 연세의료원 암센터 이종태 교수 등이 최근 홀뮴 166을 공동 개발, 임상실험한 결과 90% 이상 완치된다고 발표했다.

이 교수는 '암덩어리의 크기가 5cm 이상이어서 3기 이상으로 분류된 간암 환자 5명에게 이 치료법을 시행, 5~15cm에 이르는 암덩어리를 녹여 없애거나 크기를 줄이는 데 성공했다'고 밝혔다. 이는 반감기가 26.8시간으로 극히 짧은 '홀뮴 166'을 암덩어리와 연결된 혈관을 통해 주입하는 방법. 이 경우 홀뮴이 정상세포를 건드리지 않고 암세포만 공격해 암덩어리를 파괴시킨다는 것이다.

그러나 이 치료법 역시 간암을 치료하는 여러 방법 중 하나라는 사실을 알아야 한다. 일부 언론에서 보도한 것처럼 '주사 한 방에 말기 간암 환자를 완치시키는 기적의 치료법'은 결코 아니다.

이 교수는 ▲2개 이상으로 간 이곳저곳에 퍼져 있거나 ▲암이 다른 장기로 전이된 환자 ▲복수(腹水)-황달증상이 있거나 ▲간경변이 동반된 경우 ▲암덩어리로 가는 혈관이 한 개가 아니고 여러 개이거나 ▲전신이 쇠약해져 있을 때는 이 치료법을 적용할 수 없다고 밝혔다. 결국 전체 간암 환자의 30% 정도만 이 방법을 시도해볼 수 있다는 것이다.

이에 따라 의학계에서도 '앞으로의 임상실험에서 기존 치료법보다 효과적이라는 사실이 입증되어야 간암 치료법의 하나로 자리잡을 수 있을 것'이라고 밝히고 있는 정도이다.

특히 일부 의과 대학 교수는 '간암은 재발률이 높기 때문에 암덩어리가 완전히 사라진 환자라도 장기간 추적-관찰해야 한다'며 '이번 발표는 5명의 환자를 대상으로 몇 개월간 추적-관찰한 결과이기 때문에, 이것만으로 뛰어난 치료법이라고 단정하는 것은 너무 조급한 태도'라고 지적하기도 했다.

그러나 부작용만 없으면 최고의 업적임에는 틀림없다.

그러나, 박경배 박사팀이 스스로 밝혔듯이 종양이 2개 이상이면 홀뮴도 별 효과가 없다. 이런 경우 필자는 간경화 치료약과 동시에 B_{17} 치료법을 권하고 있다.

B_{17}은 살구씨에 함유되어 있는 아미그다린(레트릴, 레트라일이라고도 부름)으로 그 효과에 대하여는 18세기경부터 알려져 있었다. 프랑스에서도 항암 작용이 확인되어 사용되고 있고, 멕시코의 콘트레아스 박사에 의하면 비타민 B_{17}을 사용한 결과 말기암 환자 중 40%가 회복되었으며 25%는 부분적 회복이 되었고, 통증 경감과 식욕 증진을 보았다고 한다. 필자도 물론 이 위대한 천재의사 막스거슨 박사의 대체의학요법도 간장질환자 치료에 적용하고 있다.

요즘은 이와함께 미네랄 요법과 대체의학의 일종인 대체식이요법 등도 병행한다.

콘트레아스 박사는 현재 전세계적으로 엄청난 붐을 일으키고 있는 대체의학(자연의학)의 사실상 창시자인 막스거슨 박사의 막스거슨식사요법(건강신문사 출간)으로 암을 비롯한 수많은 불치, 난치병을 치료한 의사이다.

막스거슨 박사는 독일계 미국의사로 우리에게 아프리카 밀림의 성자로 널리 알려진 의사 슈바이처 박사로부터 20세기 가장 위대한 천재의사로 추앙받던 인물이다.

막스거슨 요법과 관련된 책은 건강신문사에서 여러권 출간하여 국내에 소개돼 있다.

식도정맥류 출혈과 비장 증대

식도 정맥류 출혈과 비장 증대는 여러 번 지적했듯이 단백질, 지방질의 과다 섭취에서 오는 불행한 증상으로 그림에서처럼 간으로 들어가야 할 혈관의 혈행에 지장을 받음으로 혈액이 역으로 비장, 식도로 들어가, 비장에 피가 고이고 혈관이 풍선처럼 부풀어오르게 되는 증상이다. 그 증상이 심해져 계속 피가 고이게 되면 혈관이 터지게 되고 토혈, 혈변을 보게 되는데, 토혈은 선홍색이고 하혈은 팥죽 색으로 멍울져 나온다.

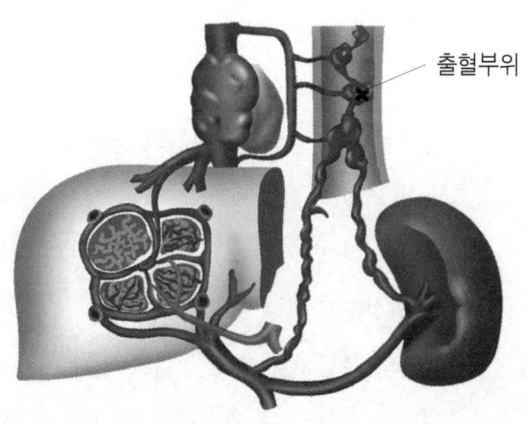

간으로 흘러들어가야 할 혈액이 간경화로 역류하여
식도정맥(화살표 부위) 등에 출혈을 일으킨다.

단백동화 기능의 회복 치료

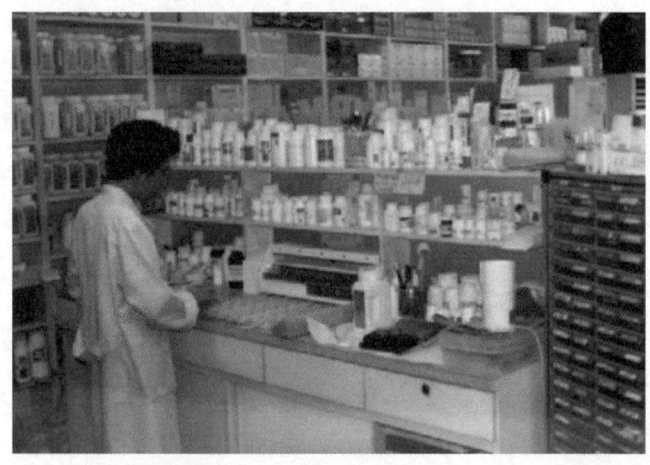

앞에서 다소 장황하게 설명했지만 간환자에게 고단백질 섭취를 권유하는 것은 해독기능은 물론이고 단백동화 기능에까지 치명타를 줄 뿐이다. 필자의 간질환 치료의 기본은 철저한 동물성 단백질과 지방섭취의 금지에 있다.

이 역설적 이론에 처음에는 약사는 물론 일부 의사들도 상당히 거부 반응을 보였지만 시간이 지나면서 이제는 거의 전부 인정하고 있는 실정이다.

간의 복원력과 재생 능력도 필자는 수십 년 전부터 주장했지만 그때는 별로 믿으려고 하지 않았지만 지금은 간의 놀라운 복원, 재생 능력이 속속 과학적으로 확인되고 있지 않은가.

간질환과 음식요법

금해야 할 음식

❶ 육류(모든 고기 종류) : 소·돼지고기, 닭고기, 개고기 등

❷ 어류·패류(멸치도 금하며 조개류, 젓갈 종류까지)

❸ 계란·우유(모든 유제품, 요구르트, 버터, 치즈, 초콜릿, 아이스크림 등)

❹ 콩, 두부, 콩우유, 청국장
 (단, 간장, 된장, 고추장 등의 발효된 장류와 콩나물(집에서 기른 것)은 상관없음. 맵고 짠 것도 무관함)

❺ 수돗물, 끓인 물, 정수기를 통과한 물

섭취해야 할 음식

❶ 쌀밥(현미, 백미, 흑미, 적미, 혹은 죽)

❷ 제철 산나물, 들나물, 해초류

❸ 제철 과일(잘 씻고 깎아서 먹을 것 : 특히 농약 주의)

❹ 생수(식수는 오로지 생수로 한다)
❺ 팥, 녹두

※운동의 병행 : 무리하지 않은 한도 내에서의 운동은 꼭 필요하다. 간질환이 있다고 해서 계속 누워있으면 병이 더 악화된다. 건강한 사람도 누워있는 시간이 많으면 기력이 떨어지게 되어 있다. 면역력 회복과 강화에 운동은 필수적이다.

간질환에 도움이 되는 식품들

❈ 곡 류

- **팥**: 비타민 B_1이 특히 많이 들어 있는 곡류이다. 사포닌과 카로틴도 다량 함유되어 있으므로 입맛이 없을 때 팥밥, 팥죽으로 이용해도 좋다.
- **율무**: 조지방, 전분, 조단백, 회분 등이 많으며 식물 호르몬 성분의 시토스테롤을 함유하고 있다. 코익세노라이드라는 성분은 혈압 강하 및 혈당치 저하 등의 작용을 하는 것으로도 알려져 있다. 종양의 억제 작용도 가지고 있어서 제암 작용이 있기도 하다.
간암 환자에게 율무밥이나 껍질이 있는 율무 30g쯤을 달여 물 대신 마시게 해도 좋다.

※ 채소류

- **무청**: 비타민 A, B₁, B₂, C와 칼슘 등이 함유되어 있을 뿐만 아니라 아미노산 중 알기닌 히스티닌 성분도 들어 있어 해독·이뇨 작용을 도와준다. 또한 전분분해 효소인 디아스타제가 다량 함유되어 소화가 잘 안될 때나 황달이 심할 때는 무 윗부분을 즙을 내 복용하면 도움이 된다.
- **상추**: 온실재배가 아닌 무공해 자연산 상추는 비타민A와 B₁, B₂, 칼슘, 전분, 인, 사과산, 구연산 등이 다량 함유되어 있다.
  식욕을 촉진시켜 줄뿐만 아니라 특히 잠을 잘 못 자는 간환자에게 수면제 역할을 해주기도 한다.
- **오이**: 칼륨이 나량 함유돼 있어 체내의 나트륨(소금)을 많이 배설시켜 천연의 이뇨제라 불린다. 간경변증 환자에게 복수·부종이 왔을 때는 물 대신 오이즙을 마시게 하는 것도 도움이 된다. 단 오이에는 비타민C 파괴효소가 있으므로 다른 야채 생즙을 섞으면 안된다.
- **마늘**: 강한 살균력이 있는 유화아릴 성분이 들어있어 창자 속에서 살균 작용을 한다. 비타민 B₂를 활성화시켜 주는 성분이 많이 함유되어 있는 것도 특징이다. 그러나 마늘은 위에 자극이 강하므로 위산과다나 위궤양이 있는 사람은 반드시 익혀서 섭취해야 한다.

●**당근**: 당근의 붉고 노란 색소는 카로틴인데 카로틴은 우리 몸 안에서 비타민 A로 변화하기 때문에 당근은 비타민 A의 보고이다. 지방간이 간경변이나 간암으로 진행되었을 때 당근을 컴프리, 사과 등과 같이 생즙을 내어 1일 1~3회 정도 마시면 도움이 된다.

그러나 비타민 A는 지용성 비타민이므로 너무 많이 섭취하면 간에 축적되어 오히려 부작용이 일어날 수 있으므로 주의해야 한다.

또 당근 껍질에는 비타민 파괴 효소가 들어있으므로 껍질을 두껍게 벗겨서 쓰거나 식초물에 잠깐 담근 다음에 사용해야 한다.

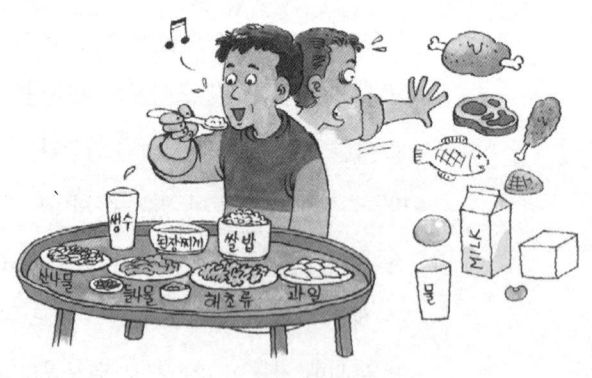

간질환과 음식

- **쑥갓**: 쑥갓도 여러 푸른 채소처럼 비타민 A, B, C와 엽록소가 들어 있어 변비 완화, 정장 작용을 한다.
- **냉이**: 냉이는 겨울에도 구입하기 쉬운 야채로서 단백질과 칼슘, 칼륨이 많이 들어 있어 이뇨작용이 강하고 해독작용도 있다.

  최근에는 냉이의 지혈 작용도 밝혀져, 식도정맥류 파열 같은 출혈이 있을 때도 유효하다.
- **양파**: 마늘과 같이 알리신 성분이 함유되어 있는 양파는 다른 야채와 혼용하면 다른 야채에 들어 있는 비타민 B_1의 흡수 및 체내 활성화를 촉진시켜 준다.

  특히 루틴(비타민 P)도 함유되어 혈관 벽을 튼튼하게 해 주므로 식도정맥류 파열을 방지한다. 그러나 너무 많이 섭취하면 위에 자극이 심하다.
- **아욱**: 아욱은 칼슘이 시금치의 2배 정도 들어 있어 간환자에 상당히 우수한 식품 중 하나이다.

  위장 보호, 이뇨 작용이 있으므로 생즙으로도 사용하지만 소화력이 떨어진 환자는 죽으로 섭취해도 좋다.
- **연근**: 연근에는 아미노산 중 아스파라긴, 아지닌, 티록신 같은 일반 야채에는 잘 들어 있지 않은 단백질이 많이 들어 있고 레시틴과 팩틴도 들어 있다. 비타민 중에 B_{12}가 컴프리만큼 많지는 않지만 어느 정도 함유하고 있는 것이

특색이다.

저혈압, 빈혈성 간 환자에게 유효한 식품으로 푸른 야채와 혼용하면 더 좋다.

● **부추**: 부추는 단백질과 비타민, 미네랄이 골고루 들어 있는 식품이다. 특히 루틴(비타민 P)이 들어 있어 혈관 벽을 튼튼히 하고 지혈작용을 돕는다.

유황 함량이 많으므로 냉한 체질의 환자에게 유효하다. 특히 정장 작용 효과가 있으므로 장이 나쁜 사람은 야채와 혼용하면 좋다.

● **질경이 씨앗**: 한방에서는 질경이 씨앗을 차전자(車前子)라고도 한다. 프란테놀산, 호박산, 아데닌, 콜린이 들어 있고, 특히 요산 배설 작용이 강하여 알콜성 간환자가 통풍, 복수, 부종에 합병되었을 때 생즙을 내어 마시면 이뇨·소염 효과가 우수하다.

● **두릅**: 두릅에는 양질의 단백질과 칼슘, 철분, 비타민 B_1, C 등이 함유되어 있으며, 콜린이 다른 야채보다 월등히 많이 들어 있어 간장 보호 및 항지방간 효과가 있다. 알레르기 및 부패독의 원인인 히스타민을 해독하기도 한다.

두릅은 나물로 식용하는 것이 좋다.

● **쑥**: 한방에서는 사철쑥을 황달에 사용한다. 일반 들에서 나는 쑥은 위장 기능이 약한 사람이나 황달 환자에게 다른

야채와 혼용해서 마시도록 하면 좋다. 복통이나 설사가 날 때는 쑥만 생즙 내어 마셔도 효과를 볼 수 있다. 지혈 효과도 있는 것으로 알려져 있다.

※이상의 채소류들은 모두 온실재배가 아닌 천년의 비바람과 햇빛을 듬뿍 받은 자연산이라야 한다. 그리고 야채 중 고사리나 미나리는 독초로 분류되기 때문에 먹지 않는 것이 좋다. 특히 미나리에는 거머리 등이 있을 수 있어 더욱 좋지 않다.

❈ 열매 · 과실류

- **배**: 배에는 유기산 중에 주석산, 사과산, 구연산과 인벨타제, 옥시다제 같은 소화 효소가 많이 들어 있어, 알코올 해독뿐만 아니라 열이 날 때 생즙을 내어 마시면 효과가 있다.
- **수박**: 수박은 아미노산으로 시트루린이라는 특수 성분이 있어 단백질이 요소로 변하고 소변으로 배출되는 과정을 도와주기 때문에 이뇨 효과가 크다. 포도당, 과당, 자당 등의 질 좋은 당분이 들어 있어 해열 해독 효과도 있다.
생즙으로 마시면 복수 · 부종이 있을 때 가장 좋은 이뇨 효과를 얻을 수 있다.
수박 씨를 살짝 볶아서 섭취하면 지방간이나 동맥경화에

효과가 있다.

● **매실**: 매실은 구연산, 사과산, 호박산, 주석산 등의 유기산이 많이 함유되어 피로 회복에 가장 효과가 있는 식품이다. 피로 물질이 몸 안에 축적되면 간 세포가 손상을 입게 되는데 매실은 세포에서의 영양 대사를 순조롭게 하여 피로 물질을 제거해 주어 간장을 보호한다.

술은 몸 안에서 독성 물질 아세트알데히드로 대사되어 간 세포에 손상을 주는데 매실에 들어 있는 유기산은 아세트알데하이드를 분해 배설하므로 술로 인한 간 손상도 막아준다.

● **대추**: 대추는 독성을 중화하는 작용을 가지고 있다. 긴장에 의한 스트레스를 완화하고 과민증을 풀어주는 작용과 축척된 노폐물의 이뇨작용으로도 효과를 나타내고 있다.

또 간 환자가 잠을 못 자고 고통을 받을 때 달여서 마시면 잠이 오게 된다. 이 때 칼슘을 같이 섭취하면 수면 효과를 높일 수 있다.

● **토마토**: 단백질, 지방, 당질과 비타민 미네랄 유기산 등 영양이 골고루 가장 풍부하게 들어 있는 식품이 토마토이다. 영양가도 우수하지만 소화성이 좋기 때문에 야채 생즙에 혼용해도 유효할 뿐만 아니라 과일 전체를 간식으로 먹어도 간 기능 증강에 효과를 얻을 수 있다.

- **마**: 마에는 점액질의 무친, 구루코사민, 타이로신, 로이신, 글루타민산, 알기닌, 페닐알라닌 등의 풍부한 아미노산과 디아스타제 등의 효소제가 들어 있다.

  무친 성분은 위점막 보호작용을 하여 주므로 간 환자가 위궤양, 십이지장궤양, 합병증이 있을 때 생즙으로 마시면 유효하다.
- **쇠비름**: 쇠비름은 밭이나 길가에 자생하는 1년생 초본으로, 성분은 사포닌, 배당체, 요소, 지방, 수지 등인데 옛부터 소염, 이뇨, 살균제로 사용되고 있다.
- **민들레**: 마그네슘이 많고 칼륨, 칼슘 성분도 상당량 들어 있는 민들레는 황달이나 출혈이 있을 때 그리고 위궤양 합병증이 있을 때 섭취하면 효과를 얻는다.

이외에 해조류 등도 간장 질환 환자에게는 유효한 식품이다. 그러나 이같은 음식도 일시에 많이 섭취되면 오히려 독이 된다는 사실을 분명히 명심해야 한다. 하루이틀 또는 며칠, 한두 달 집중적으로 특정 음식만 복용하면 더 치명적이 될 수 있다는 사실을 알아야 한다. 시간을 가지고 꾸준히 성실하게 치료에 임해야 효과가 나타난다는 사실을 명심하고 조급하게 서두르지 말 것을 당부하고 싶다. 이런 열매·과실류도 물론 바람과 비, 깨끗한 공기, 햇빛 등을 듬뿍 받은 것이라야 한다.

간장질환의 자가진단법

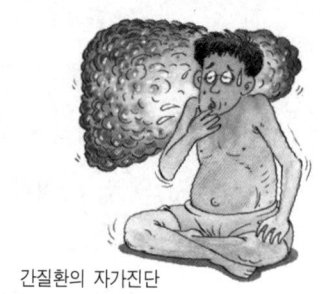

간질환의 자가진단

아래 내용을 천천히 읽어보고 자신에게 맞으면 O표, 반쯤 맞으면 △표, 전혀 맞지 않으면 ×표를 친다.

❶ 어깨나 목이 뻐근하고 수면 부족을 느낀다.
❷ 눈 흰자위가 붉거나 누렇고 피로하며, 시력이 저하된다.
❸ 소화가 안되고 가슴이 답답하며 배에 가스가 차고 구역질과 변비 증상이 있다.
❹ 최근 들어 술이 약해진 것 같다.
❺ 소변이 누렇고 지린내가 많이 나며 거품이 인다.
❻ 피로가 쉽게 오고 의욕을 잃는다.
❼ 양기부족을 느끼며 매사에 권태감이 드는 횟수가 잦다.
❽ 얼굴에 기미와 실핏줄이 보인다.
❾ 가슴과 등에 고춧가루 같은 붉은 반점이 생긴다.
❿ 두드러기나 피부 가려움증이 있다.

⑪ 빈혈증세가 있고 머리털이 빠지며 감기에 잘 걸린다.

⑫ 코, 잇몸, 항문에 피가 날 때가 있다.

⑬ 정신이 멍해지고 기억력과 집중력이 약해진다.

⑭ 자꾸만 짜증이 나며 하찮은 일에 신경질적이 된다.

⑮ 팔다리가 시리거나 저리며 귀울림이 있다.

⑯ 스트레스가 잘 해소되지 않는다.

⑰ 손바닥 가장자리가 유난히 붉고 부스럼이 몸에 잘 난다.

❖ **판정법**

각 번호의 내용이 전적으로 맞으면 ○

각 번호의 내용이 반쯤 맞으면 △

각 번호의 내용이 전혀 맞지 않으면 ×

○=1점 △=1/2점 ×=0점

합계점수가 5점 이상이면 간 전문가를 찾는 것이 좋다.

(심장, 신장과 고혈압, 당뇨병, 치질 등도 간 기능이 저하되어 생기는 병이다. 간은 영양의 창고이며 단백질, 지방 분해는 물론 알코올을 비롯, 체내로 흡수되는 모든 독성을 걸러내는 등 혈액의 정화와 함께 인체의 화학 공장 역할을 하고 있기 때문이다.)

3부

당뇨, 이렇게 고친다

· 당뇨병의 정의
· 당뇨병의 치료를 위한 올바른 이해
· 당뇨병의 임상사례

당뇨병의 정의

당뇨병이란?

당뇨병이란 우리 몸 안에서 혈당(혈중의 포도당)을 조절하는 기관인 췌장에서 분비되는 호르몬인 인슐린이 부족하거나 기능을 제대로 발휘하지 못해, 혈당의 농도가 높아져서 소변으로 포도당이 배출되는 질환을 말한다. 따라서 일정한 하나의 기관의 질병이 아니라, 어떤 원인으로 인해 인슐린 공급량이 수요량에 미치지 못해서 신진대사에 이상을 가져와 고혈당 및 당뇨를 일으키는 질병이라고 할 수 있다.

당뇨병의 원인

당뇨병의 원인에 대해서는 아직 완전히 밝혀져 있지 않다. 현재까지 확인한 원인으로 규명된 것은 췌장에서 분비되는 인슐린 부족으로 발생한다는 것이다.

음식물을 통해 공급되는 혈당은 우리 인체 내에서 일종의 연료 역할을 함으로써 모든 에너지의 근원이 된다. 정상인에 서는 공복일 때나 식사 후 섭취한 음식물에 의해 혈당치가 높아지면 췌장에서 이를 조절하기 위한 인슐린이 분비되며, 이때 분비된 인슐린이 혈액 내의 당분(포도당)을 인체의 세포 속으로 운반해 줌으로써 에너지로 이용하게 하여, 혈당치를 정상으로 유지시켜 준다.

그런데 당뇨병 환자의 경우에는 이와 같은 인슐린의 분비가 부족하거나 그 기능을 제대로 발휘하지 못해, 혈당치가 상승하며 그에 따라 소변으로 당분이 배설되는 것이다.

그러나 인슐린의 분비가 정상일지라도 인슐린수용체의 감소나 기능이 저하되어 인슐린 작용을 제대로 받을 수 없게 되는 경우도 있다. 또 뇌히수채니 부신, 갑상선 및 그밖의 내분비선으로부터 인슐린과 반대로 작용하는 호르몬이 많이 생성되는 경우에도 인슐린 작용이 약하게 된다.

이상의 경우를 종합해서 내릴 수 있는 결론은 인슐린의 분비라든지 생체 안의 인슐린 작용을 중심으로 한 여러 호르몬의 작용에 이상이 생겨 혈당의 지속적인 상승이 일어나는 것이 원인이라고 할 수 있다.

인슐린 분비 이상으로 혈당치가 상승하면 이를 조절하기 위해 소변으로 많은 포도당을 배출하게 된다.

그러나 소변에서 당분이 나온다고 하여 반드시 당뇨병이라고는 할 수 없다. 정상적으로 혈당치가 160~180mg% 이하 인데도 불구하고 요당이 양성으로 나오는 경우도 있다.

또 그 반대로 당뇨병 환자가 많은 양의 비타민 C를 복용하거나 신장 합병증이 있는 경우에는 혈당치가 160~180mg% 이상으로 훨씬 높아져도 요당 검사에서는 음성을 보이는 수가 있다.

따라서 당뇨병의 진단은 일반적인 상식과는 달리 반드시 혈당 검사에 의해서만 그 진단이 가능하다.

당뇨병의 진단

당뇨병의 진단을 위한 혈당 검사는 당부하시험(糖負荷試驗) 으로 한다. 당부하시험이란 검사 전날 저녁 식사는 보통대로 하고 다음날 아침까지(10~14시간) 굶은 후 채혈하여 공복시 혈당치를 검사하는 방법과 식후 2시간 경과 후 혈당치를 검사하는 방법이다.

이 때 공복시 혈당이 140mg% 이상이거나 혹은 식후 2시간 경과 후 혈당치가 200mg% 이상인 경우에 당뇨병으로 진단 받게 된다. 이 검사와 함께 인슐린이나 판크레아틴, 부신피질 등의 수치도 당뇨병 진단에 중요하므로 함께 검사 받는 것이 좋다.

검사시 주의할 사항은 검사 전날은 평상시처럼 식사를 해야 한다는 것이다. 평소보다 식사량을 줄여서는 안되며 굶거나 의식적으로 당질을 적게 먹으면 이상값(異常値)이 나오므로 주의해야 한다.

당뇨병의 증상

앞에서 설명한 바와 같이 당뇨 증세가 있으면 체내에 포도당이 많아지게 된다. 포도당은 소금처럼 물에 녹기 쉽고 물과의 친화력이 강해서 포도당이 많아지면 자연히 많은 수분을 필요로 하게 된다.

그래서 포도당이 밖으로 배출될 때는 자연히 많은 물을 끌고 나오게 되고 소변량이 많아진다.

소변을 통해 수분이 빠져나가기면 갈증을 느껴 수분을 더 많이 섭취하게 되고, 포도당과 같은 중요한 에너지원이 소변으로 빠져나가므로 기운이 없어지고 쉽게 피로해지며, 많이 먹는데도 불구하고 체중이 줄어드는 등 여러 가지 이상이 생기게 된다.

당뇨 증상을 구체적으로 열거하면 다음과 같다.

❈ 갈 증

갈증은 포도당에 의한 수분의 과다 배출 때문에 일어난다. 소변으로 과다 배출된 수분을 보충하기 위해 갈증이 생기고 냉수나 청량음료 등을 계속 마시게 되며, 한밤중에도 갈증으로 깨어나 물을 마셔야 하는 경우도 있다. 사람에 따라 정도가 덜한 경우도 있으나 이런 사람들도 보통 사람들보다 물을 많이 마시는 편에 속한다.

❖ 잦은 소변과 소변량의 증가

빈뇨와 다뇨 역시 당뇨병의 대표적인 시작 증세이다. 그 때문에 갈증도 심하고 수분도 더 많이 섭취하게 된다. 당뇨 환자들의 오줌은 보통 맑고 옅은 노란빛을 띤다.

당뇨병 환자가 노상방뇨를 하거나 야외에서 소변을 보게 되면 개미들이 소변 본 자리에 바글바글 모여드는데, 바로 소변과 함께 나온 당분 때문이다.

❖ 식사량의 증가

식사량이 증가하는 것은 소변으로 잃어버리는 칼로리가 많기 때문에 생기는 현상이다.

인체 신진대사를 제대로 할 수 없을 만큼 칼로리가 부족하게 되므로 정상 상태보다 많은 음식물을 먹게 되는 것이다.

또 이 때문에 갑자기 단 것을 찾게 되기도 한다.

흔히 단 것을 많이 먹어서 당뇨가 된다고 생각하는데, 실제로는 당뇨 상태가 되었기 때문에 단 것을 찾게 되는 것이다.

이렇게 다음(多飮), 다식(多食), 다뇨(多尿)를 이른바 당뇨의 삼다(三多) 증상이라고 한다.

❖ **체중감소**

당뇨 환자들의 체중이 감소하는 것은 에너지원으로 당질은 소비되지 않고 몸 안의 지방질이 동원되어 소비되는 까닭이다. 게다가 다뇨 증상으로 탈수 현상이 겹치게 되므로 체중이 감소한다.

❖ **권태감**

뚜렷한 이유 없이 맥이 빠지고 매사에 의욕이 일어나지 않는 증세이다. 당뇨 중증이 되면 가볍게 움직이거나 손발을 놀리는 것조차 귀찮을 정도가 되고, 누워 있고만 싶은 무기력증에 빠지기도 한다.

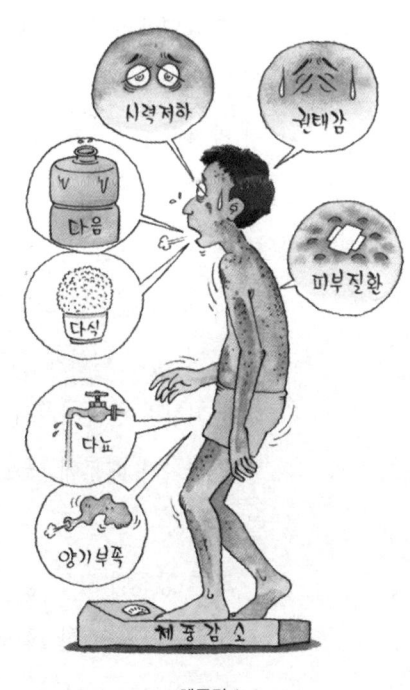

체중감소

※ 양기부족

　　당뇨 상태가 되면 양기가 부족해지고 심하면 임포텐스가 되기도 한다. 이런 증세로 병원에 갔다가 당뇨병을 발견하게 되는 경우도 흔하다. 당뇨로 인해 자율신경에 마비가 생겨 일어나는 현상이다.

※ 시력저하

　　혈당이 올라가면 눈의 기능 조절에 이상이 생기기도 한다. 망막 동맥에 작은 혹이 생기고 그것이 출혈을 일으켜 시력장애가 오는 경우가 있다. 시력장애로 안과에 갔다가 당뇨 증상이 밝혀지는 경우도 있다.

※ 피부질환

　　당뇨병에 걸리면 느닷없이 종기가 생기거나 가벼운 상처가 잘 낫지 않고 심하게 곪기도 한다. 당뇨 증상 때문에 세균에 대한 저항력이 약해져서 생기는 현상이다. 정상인보다 염증도 많이 생기기 때문에 당뇨 환자들은 수술을 할 때 특별한 주의를 요한다.

　　또한 양친이 모두 당뇨일 때 자녀가 같은 질환에 걸릴 확률은 50%, 부모의 한 쪽만 당뇨일 경우엔 25% 정도 유전되는 것으로 알려져 있다.

대부분의 사람들은 이와같은 증상들이 나타나도 별로 대수로운 것으로 여기지 않는다. 그리고 당뇨병이 상당히 진행하여 증상이 뚜렷이 나타나는데도 모르고 지내는 경우도 있다.

당뇨병은 증상이 복잡하며, 진행 상태에 따라서 다소의 차이가 있지만 매우 조용히 진행되기 때문에 항상 주의해야 한다. 당뇨병이 어느 정도 진행된 시기에 이상을 알아차리게 되느냐가 치료하는 데 있어서 중요한 의미를 가지게 된다.

당뇨병의 치료를 위한 올바른 이해

당뇨는 병이 아니다. 유전병은 더욱 아니다. 그러면서도 목숨이 위태로워질 수 있는 질병이며 분명히 유전도 된다. 당뇨는 무서운 합병증 군단을 거느리고 있기 때문이다. 앞에서 열거한 체중감소, 정력감퇴, 심장병, 무력증을 비롯해서 지방간, 중풍, 고혈압, 암, 눈병(백내장, 녹내장 등과 시력저하), 말초 혈관 장애에다 심하면 버거스 병까지 몰고 온다.

이렇게 무서운 당뇨를 유발하는 주요 원인은 잘못된 식생활에 있다.

특히 지방과 단백질을 많이 먹는 사람들이 걸리는 호사스러운 병이다. 그래서 이른바 귀족병, 고급병, 문화병이라고 일컬어지기도 한다.

당뇨는 유전병이 아니면서도 유전이 되는 변종이기도 하다. 당뇨의 유전은 유전인자에 의한 것이 아니고 같은 식탁에서

같은 음식을 먹는 이에게 유전되므로 '식탁 유전'이라고 이름 붙여도 된다.

그렇지만 채식주의자들에게 생기는 병은 아니다. 아주 화려한 식단의 고칼로리의 음식을 먹는 사람, 과식, 미식, 즉 단백질과 지방질 음식을 많이 먹는 습관이 있는 사람들에게 찾아온다.

또 풍성한 식사를 즐기면서도 평소에 운동과 벽을 쌓은 사람들에게 흔한 병이다.

다음 몇 가지의 경우가 당뇨병에 걸리기 쉬운 음식과 식습관이다.

❶ 아침을 거르거나 아예 적게 먹고 점심과 저녁을 고칼로리로 푸짐하게 먹는다. (그러니 아침을 잘 먹는 것은 아무런 문제가 없다. 낮 동안 활동으로 넘치는 칼로리를 전부 소진해 버리니까.)

❷ 빵이나 육류로 만든 서양식을 즐기는 사람.

당뇨는 원래 서양인의 병이었다. 밀가루 음식에는 예외 없이 계란, 우유, 버터 등이 필수로 들어가고 고기를 곁들여 먹는 것이 보통이다.

❸ 하루 3끼 외에도 간식을 즐기는 사람이나 매일 술을 마시는 사람. 남는 칼로리를 처리하기 위해 당뇨병을 일으키게 되는 것이다.

❹ 담배를 많이 피우는 사람. 담배는 간에서 지방분해를 방해하는 기호품이다.
❺ 섬유질(김치와 기타 야채, 과일)을 별로 먹지 않는 사람.

이런 경우들은 인체 내에서 소화할 수 있는 양 이상의 영양소가 쌓이는 예들이다. 소비할 시간도 없이 들어오는 영양소를 계속 쌓고 있다가는 대사에 이상이 생기고 생명까지 위태로워지기 때문에, 이를 조절하기 위해 당분을 소변을 통해 쏟아 버리는 것이 당뇨증상인 것이다.

결국 당뇨는 과영양 상태를 줄여 보려고 노력하는 인체의 자구노력에서 발병하는 셈이다.

당뇨병과 지방간

당뇨는 앞에서 말한 지방간과 밀접한 관계가 있다.

당뇨 증상이 생기기 시작하면 지방간 상태(간에 기름이 끼는 증상)가 발생된다. 남는 영양소를 쌓을 데가 없으면 그것을 분해하기 위해서 간으로 보내게 되는데, 한꺼번에 분해를 할 수가 없으므로 분해를 기다리는 동안 지방간의 형태로 쌓이게 된다.

간지방은 모든 혈관에는 물론이고 심장에도 기름을 끼게 해 심장병과 고혈압을 일으킬 뿐만 아니라, 신장에도 심각한 타격을 주게 되며 중풍과 암도 유발시킨다. 기름과 같이 들어온 남는 단백질은 통풍을 일으키게 된다.

따라서 당뇨를 치료하는 데에도 간에 낀 지방을 제거해 주는 것이 중요하다.

당뇨병의 치료

당뇨병의 치료는 투약이 아니라 식이요법에서 시작한다. 잘못된 식습관으로 인하여 생긴 병이기 때문이다.

당뇨는 고단백, 고지방 등 서구식 식사 방식에서 온 서양인의 병이며 과식, 과음, 흡연 등 영양의 왜곡, 과다 편향에서 온 병이다. 따라서 간장질환과 마찬가지로 고단백 처방은 모순된 것이다. 과거 육식을 잘 할 수 없었던 1950년대에는 많지 않았던 당뇨병이 생활수준이 향상되면서 아주 흔한 병이 되어버린 것은, 분식을 장려하고 고단백 고칼로리 식사를 한 결과라고 할 수 있다.

따라서 보통 병의 치유는 약물 요법이 전부라고 생각하기 쉬우나 당뇨병에 있어서는 전혀 그렇지가 않다. 현재 임상에서 사용하는 저혈당 치료제로는 인슐린 DBI 등과 설포닐 우레아 종류가 수종 나와있지만 당뇨에 있어서 약물은 지엽적인 것에 지나지 않는다.

특히 당뇨병 치료에 있어서 약물 요법은 피를 뽑아 당부하

(糖負荷) 시험을 거친 후 전문가의 판단에 의하여 신중하게 투약되어야 한다. 당뇨란 말만 듣고 무턱대고 약을 먹는 것은 자살 행위나 다른 바 없다. 함부로 인슐린 주사를 맞는다거나 경구용 당뇨약을 먹어서는 절대 안된다. 당뇨병의 내복약은 먹거나 안 먹거나 생명에는 관계가 없는 보통 약과는 성격이 다르다.

당뇨병 환자가 취할 수 있는 최선의 태도는 모든 일상 생활을 통하여 식이요법에 충실하면서 당뇨와 투병하면 틀림없이 고칠 수 있다는 확신을 갖는 일이다.

당뇨병은 현대의학으로는 근본 치료가 불가능하지만 필자가 개발한 특수 생식 미네랄 처방으로 치료를 하면 근본적으로 치유가 될 뿐 아니라 다른 합병증도 더불어 사라지게 된다.

❖ **단백질과 지방질의 섭취를 완전히 끊는다**

❶ 고기류는 어떤 종류도 금한다. 쇠고기, 닭고기, 돼지고기, 개고기, 생선, 조개 등 아무것도 안 된다.

❷ 계란, 우유(유제품, 버터, 치즈, 요구르트), 마요네즈, 크림 종류도 금한다.

❸ 콩, 두부, 우유, 청국장도 좋지 않다(간장, 된장, 고추장은 예외).

❹ 빵 종류와 어묵류도 금한다.

❺ 완전 금주, 완전 금연해야 한다.

❻ 담배, 항생제, 드링크류(피부약, 감기약)

❼ 술

❽ 공장에서 화학 처리된 음식(인스턴트 식품)

❾ 흰 음식(흰쌀밥, 백설탕, 밀가루, 소금)

(보리밥이 당뇨병에 특효인 것으로 알려져 있기도 한데, 보리밥은 아무리 먹어도 당뇨에 전혀 도움 되지 않는다.)

❖ 지방간을 치료한다

지방간은 간에 지방이 끼는 증상으로 간경화, 간암, 바이러스 성 간염의 원인이 되며, 고혈압, 당뇨병, 심장병, 중풍, 신장병, 조현기관의 병 등의 원인이 되는 아주 위험한 병이다.

지방간을 고치려면 앞에서 말한 1. 2번의 음식주의를 꼭 지키면서(간질환 부분을 다시 한 번 읽기 바란다) 과식과 간식을 완전히 금하고, 식사량도 80% 정도로 줄여야 한다. 밀가루 음식은 먹지 않는다.

섬유질이 많은 채소와 과실을 많이 먹고 생수만 마시며(수돗물과 끓인 물은 생명이 없는 죽은 물이다), 규칙적으로 운동을 한다.

이런 식이요법과 병행하여 지방간 치료 전문인 약사나 의사에게 3~6개월 투약과 치료를 받아야 한다.

일반적으로 위의 사항들을 잘 지키면, 아예 췌장이 못 쓰게 된 경우를 제외하고는 당뇨 증세가 자신도 모르는 사이에 사라지게 된다.

"당뇨병은 불치병이다" 라는 것을 게 믿고 평생 동반하려고 생각하는 분들은 이 글을 읽고 당뇨병에 대한 잘못된 생각을 바로잡고 치료 방법을 개선하기 바란다.

당뇨병 치료의 순서

당뇨병을 평생 고칠 수 없는 성인병으로 치부, 의심을 품은 마음으로는 당뇨병을 절대 고칠 수 없다. 성급하고 반성 없는 마음으로 당뇨병 치료에 도전하는 것도 허사이다.

첫째는 신뢰와 확신을 가져야 한다.

치료자를 전적으로 신뢰하고 치료에의 확신을 갖는 것이 최우선의 조건이다.

두번째로는 혈당강하제를 줄여야 한다.

혈당강하제를 복용하지 않고 정상 범위 20~39% 초과자는 이미 반은 고친 셈이다. 혈당강하제는 당장 고혈당의 위험성을 배제시켜 주지만 장기 투여시 간질환, 신장질환 등 내장 손상이 일어난다.

세번째는 화학 처방 약을 끊어야 한다.

약을 갑자기 끊으면 혈당을 조절시킬 내부 조정자가 없게 된다. 자연조절자는 이미 화학약으로 인해 명예 퇴직된 상태이므로 자연 조절자를 새로 고용할 때까지(6개월~1년)의 내부 조정 기간 동안은 별 수 없이 화학 혈당강하제로 임시 방파제 역할을 수행케 해야 한다.

환자 몸의 자연조절 기능이 복귀되었을 때 약을 조금씩 줄여나가다가 끊으면 아무런 금단 부작용 없이 자연 교체를 이룰 수 있다.

혈당조절법으로 당뇨를 치료할 수 있는 당뇨병 환자는 혈당강하제 복용 정도에 따라 다음과 같이 분류할 수 있다.

- ●초기: 식이요법운동(발병 1~2년 미만) 전문면역치료로 약을 줄여 나간다.
- ●중기: 혈당강하제 1일 1t 인슐린 12단위 미만으로 조절되는 환자
- ●말기: 혈당강하제 1일 1알로는 조절이 불가능한 환자. 인슐린 20단위 이상 주사자.

당뇨병 치료의 10가지 조건

❶ 과식, 편식, 맛있는 것 골라먹기를 금할 것
❷ 비만을 해소하고 적정 체중을 유지하는 것
❸ 적당한 운동과 충분한 휴식을 취할 것
❹ 음주는 최소한으로 줄이고, 담배는 반드시 끊을 것

❺ 인슐린 주사가 필요할 때는 꼭 주사를 맞을 것
❻ 경구혈당강하제 등의 약물을 과신하지 말 것
❼ 정기검진을 받을 것
❽ 가족들에게 당뇨병을 이해시킬 것
❾ 수돗물 복용 금지(예: 1시간 이상 보관 후 복용)
❿ 설탕과 정제 소금(흰소금, 맛소금 등) 섭취를 금할 것

당뇨 치료에 나쁜 음식

· 담배, 항생제, 드링크류(피부약, 감기약)
· 술
· 공장에서 화학 처리된 음식(인스턴트)
· 흰음식(흰밥, 백설탕, 밀가루, 소금)

혈당강하제나 인슐린 주사 환자의 천연면역 치료방법과 예상 치료기간

❈ 1일 한알 복용(혈당강하제)

인슐린 1일 총 주사량(20 이하)인 환자로

공복 140 이하 식후 200 이하인 자

만성 당뇨병 1기 : 면역 치료기간 1년 내외 소요되는 환자

❖ **1일 혈당강하제 1.5T**

　　만성 당뇨병 2기 :

　　　면역 치료기간 1년 6개월 미만 소요되는 환자로, 인슐린 1일 총 주사량 2.5 이하에 공복 140 이하 식후 200 이하인 자

　　만성 당뇨병 3기 :

　　　면역 치료기간 1년 6개월 이상 소요되는 환자로 현재 혈당강하제 및 인슐린 주사로도 조절되지 않는 내성 당뇨 환자

　　만성 당뇨병 4기 :

　　　기존 화학치료로는 불가하며, 이미 합병증이 진행되어 기타 약물을 복용하고 있거나 약물이 자꾸 늘고 있는 환자

당뇨병의 임상사례

❖ 고교생 K군

K군은 출생시 체중이 4kg이 넘었고, 어린 시절 내내 비만에 가까울 정도의 우량아였다. 당시에는 어린이 비만에 대한 우려가 거의 없던 시절이었으므로 건강한 아이로만 생각하고 있었다.

그런데 18세쯤 되었을 무렵부터, 몸에 이상이 생긴 것이 아닐까 의심할 만한 자각 증상들이 나타났다. 평소에 늘 하던 일상적인 일을 하는 데도 심한 피로를 느꼈고, 가끔씩 손발이 결리는 증세가 생기기 시작한 것이다. 그냥 지나치기에는 피로로 인한 무기력증이 날이 갈수록 심해졌고 손발 결림 증세도 날이 갈수록 빈번하게 일어났다.

게다가 무엇보다 괴로운 것은 앉기만 하면 졸음이 쏟아지는 것이었다. 특히 수업시간에 졸음이 오는 정도가 심했다. 처음에는 정신을 차리려고 애를 썼지만 막무가내로 쏟아지는 잠을 참을 수가 없었다. 수업시간마다 선생님의 주의를 듣고 야단을 맞는 일이 많아졌지만 좀처럼 고쳐지지가 않았다.

그러는 가운데서도 식욕은 줄지 않아 어떤 음식이든 가리지 않고 잘 먹는 편이었는데, 이상하게도 살은 찌지 않고 안색은 갈수록 나빠져 갔다.

이쯤 되자 본인도 자기 몸의 이상 징후들을 심각하게 생각하게 되었고, 부모님도 뭔가 신체적인 문제가 있다고 느껴 병원을 찾게 되었다.

병원을 찾았을 때 K군의 상태는 신장 174cm, 체중 50kg이었고 피부는 건조한 편이었는데, 입냄새가 심하게 났다.

부모를 통해 가계를 조사해 보니 백부와 고모에게 당뇨병이 있다는 것을 알게 되었고, 정밀 진단 결과 K군 역시 당뇨병(중증)으로 판명되었다.

❖ **50대의 남성 H씨**

50대의 한 남자가 찾아왔다. 그는 눈에 띌 정도의 비만형이었는데, 자신의 증상을 다음과 같이 설명했다.

"작년까지만 해도 건강한 편이었는데, 요즘은 어찌된 셈인지 조금만 움직여도 쉽게 피로하고 졸음이 쏟아집니다. 매사에 의욕도 없고 일한 것에 비해 피로가 심하고, 회복이 잘 안

돼서 그런지 자꾸 나이가 느껴집니다."

"술, 담배는 많이 하시는 편이었습니까?"

"예. 3, 40대엔 술도 많이 마시고 담배도 많이 피웠습니다. 음식도 아주 잘 먹고 많이 먹는 편이었습니다. 커피도 좋아하구요. 사실은 아버지 쪽 집안에 뇌졸중 환자들이 많아 평소에 고혈압이나 동맥경화 같은 병이 오지 않을까 걱정은 했습니다. 그래서 가끔 병원에 가서 진찰이나 한 번 받아볼까 하는 생각도 했지만 그 때뿐이었습니다. 특별한 증상이 나타난다면 모를까 그렇지 않으면 병원에 가게 되지를 않지 않습니까."

그러던 그가 우연한 기회에 병원에 갔다가 평소에 의심스러웠던 몇 가지 검사를 받게 되었다. 진단 결과 심장 비대, 관상동맥경화라는 지적을 받았고, 당뇨 검사에서는 화학적 당뇨 판명이 나왔다.

부계 쪽으로 보아 혈압관계 질병을 앓게 될 소지가 많다는 것을 알고 있으면서도, 고단백 고지방에 음주, 흡연 등의 나쁜 식습관을 계속한 결과였다.

❖ **40대의 주부 P씨**

주부 P씨는 본격적인 당뇨 증상이 나타나기 전에 신경 증상이 먼저 온 케이스였다.

40대에 들어서면서 가끔씩 손발 저림 증세가 나타나던 P씨에게 언제부턴가 약한 마비 증상이 오기 시작했다. 그 증상은 시간이 갈수록 두드러졌지만 P씨는 크게 염려하지 않았다. 자신이 알고 있던 의학 상식에 비추어 40대의 중년 여성에게 나타나기 시작한다는 갱년기 증상 중의 하나이거나, 가벼운 빈혈 증세라고 속단하고 있었기 때문이었다. 그래서 동네 약국에서 칼슘 보충제, 철분 보충제 등을 사다 복용했다. 그런데 약을 복용해도 마비 증상은 호전되는 기미가 전혀 없었다.

그 때서야 걱정이 된 P씨는 산부인과 병원에 찾아가 진찰을 받았지만 거기서도 뚜렷한 병변을 찾아내지 못했다.

그로부터 반년쯤이 지난 어느 날, P씨는 언제인가부터 명치에 불쾌한 증상이 느껴졌다는 것을 자각하게 되었다. 전에는 없던 습관 하나가 생긴 것도 마음에 걸렸다. 자신도 모르는 사이에 텔레비전을 보면서 줄곧 차를 마시는 버릇이 생긴 것이었다.

뭔가 짚이는 구석이 있었던 P씨는 곧바로 내과를 찾아가 정밀 검사를 받았다. 그리고 당뇨병이 상당히 많이 진행된 상태라는 진단이 나왔다.

❖ **40대 중반의 S씨**

S씨는 하지의 괴사가 단서가 되어 심각한 당뇨병에 이른 경우다.

신장 170cm 정도에 체중이 72kg으로 풍채가 좋고 얼굴이 약간 붉은 편인 S씨는, 45세에 모 그룹 계열회사의 중역이 된 사람이었다. 대기업의 치열한 경쟁 체제에서 능력을 인정받고 두각을 나타내기 위해 청춘을 바친 그는, 업무의 성격상 30대 중반부터 10년간 술을 마시지 않은 날이 없었다.

그런데 문제는 중역이 된 지 얼마 되지 않아 발생했다.

어느 날 아침, 양말을 신으려다 무심코 발가락을 보았는데 왼쪽 네 발가락이 검게 변색해 있었다. 그렇게 될 때까지 통증이나 징후를 느끼지 못한 것이 신기할 정도였다. S씨는 좀 이

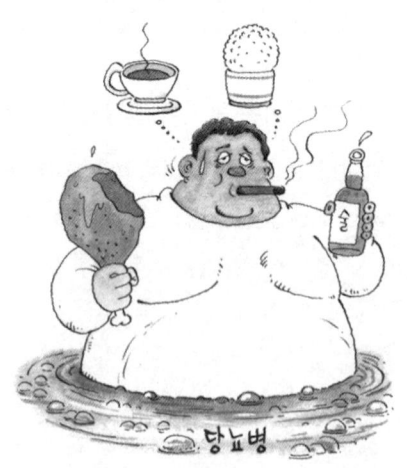

상하다는 생각은 했지만 통증이 있는 것도 아니고 해서 그냥 지나쳤다. 그리고 일주일 가량은 특별한 생각 없이 목욕을 할 때마다 잘 씻어 보았지만 검은 색은 빠지지 않았다. 아니 오히려 날이 갈수록 하루가 다르게 더 진한 빛깔을 띠는가 싶더니 어느 순간부터는 발가락이 위축되는 것 같은 증상이 나타나기 시작했다.

그제야 뭔가 문제가 생겼다고 생각한 S씨는 병원을 찾았다. 그리고 뜻밖에도 당뇨병이라는 진단을 받다. 당뇨병은 색전 등의 혈행장애를 초래하기 쉽다는 것을 전혀 몰랐던 것이다.

S씨의 경우는 괴사가 깊어져서 결국에는 발목을 절단할 수밖에 없는 최악의 상황까지 가고 말았다. 당뇨에 대해 너무 무지했고, 통승이 있어야만 병이라고 생각하는 안일함이 초래한 불행이었다.

4부

고혈압, 알면 이긴다

· 고혈압의 정의
· 고혈압의 종류와 원인
· 고혈압의 증상
· 고혈압의 치료 및 예방
· 고혈압과 지방간

고혈압의 정의

고혈압이란?

'혈압'이란 심장의 펌프 작용으로 혈액을 체내 구석구석으로 보내는 힘이 '혈관벽'에 가하는 압력을 말한다. 혈액은 심장의 좌심실의 수축에 의해 온몸에 보내지는데, 대동맥 속의 혈압은 매우 높으며 그로부터 갈라져 나오는 혈관의 혈압은 그보다 낮다.

일반적으로 혈압이라고 하는 것은 심장에 가까운 중간 정도의 혈관·동맥 즉, 팔의 동맥으로 측정한 결과를 사용한다. 동맥이 한꺼번에 유동할 때의 수치를 '최고치'라고 하고 한 번 흐르고 나서 다음 번의 흐름이 시작되기 전의 수치를 '최저치'라고 한다.

고혈압은 특히 순환기 계통의 근원적인 원인이 되는 만성 퇴행성 질환인데 가장 흔하고도 관리가 잘 안되는 원인적 성인병이다. 현대의 도시화, 공업화와 함께 평균 수명이 연장되어 노령화될수록 유병률이 높아지고 있다.

전문언론의 보도에 따르면 우리 나라 고혈압 유병률은 성인의 20% 정도로, 특히 40대 이후의 뇌출혈, 심장병, 신장병 등의 합병증을 가장 많이 유발시키고, 치사율이 높은 사망원인으로 지목되어 있다.

고혈압은 당뇨처럼 그 자체가 무서운 것이 아니라, 생명을 위협하는 여러 가지 합병증들을 동반하기 때문에 위험한 병이다.

고혈압의 주요 합병증들로는 뇌출혈, 뇌경색, 심비대증, 신부전, 부정맥, 협심증, 심근경색증, 동맥경화증 등이 있는데 모두 치사율이 높은 병들이다.

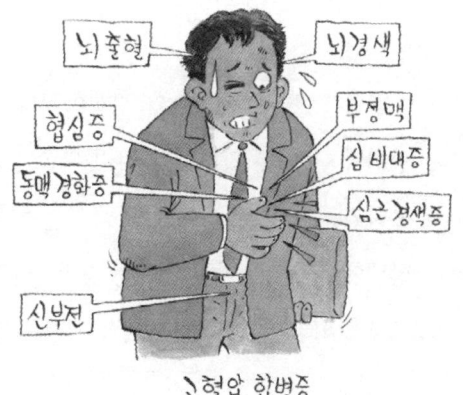

고혈압 합병증

혈압의 구분

전세계적으로 통용되고 있는 세계보건기구(WHO)의 기준에 따르면 인체의 혈압 상태는 다음 4단계로 구분된다.

- ❖ **저혈압**   최고 수축기 혈압이 100mmHg 이하, 최저 확장기 혈압이 60mmHg 이하인 경우
- ❖ **정상혈압**   최고 혈압이 140mmHg 이하, 최저혈압이 90mmHg 이하인 경우
- ❖ **경계역 고혈압**   최고혈압이 140~160mmHg, 최저혈압이 90~95mmHg인 경우
- ❖ **고혈압**   최고혈압이 160mmHg 이상, 최저혈압이 95mmHg 이상인 경우

                      (Hg는 수은의 원소기호임)

혈압은 한 번 측정으로 고혈압이나 저혈압으로 단정해서는 안된다. 혈압은 하루에도 여러 원인과 환경 상태 등에 따라 변동하기 쉬우므로 적어도 3~4일간 하루에 3~4회를, 안정된 상태에서 측정하여 판단하는 것이 확실하다.

경계역(고) 혈압도 실제 임상에서는 대개 고혈압으로 취급하고 있다.

따라서 일단 평균치 최고혈압이 140 이상이거나 최저혈압이 90 이상이면 고혈압이라는 사실을 인지하는 것이 좋다.

고혈압 환자는 최고 혈압보다 최저 혈압일 때 훨씬 더 유의해야 한다. 최고 혈압은 측정시의 상황에 따라 변할 수 있지만 최저혈압은 비교적 일정하기 때문이다. 따라서 최저혈압이 정상보다 상당히 높을 경우는 빨리 치료를 하거나 특별히 관리하는 것이 좋다.

고혈압의 종류와 원인

고혈압에는 일차성이라는 본태성 고혈압과 이차성인 속발성 고혈압, 두 가지 유형으로 분류된다.

❖ 본태성 고혈압(Essential Hypertension)

다른 병과 관계없이 발생된 고혈압을 말하는 것으로 전체 고혈압의 75~90% 정도가 본태성 고혈압이다. 따라서 통상 고혈압이라고 하면 본태성 고혈압을 지칭하는 것으로 생각하면 된다.

발생원인은 아직까지 정확하게 밝혀지지 않고 있으나 간에 지방이 끼어 혈관으로 지방을 흘러 들어가게 하는 지방간의 원인이 된다. 그 외 체질설, 유전설, 스트레스설, 비만설, 염분 과다 섭취설, 환경설 등이 있으나 한마디로 딱 꼬집을 수 없는 실정이다.

고혈압과 유전의 관계를 살펴보면 본태성 고혈압증 환자들의 가계에서 고혈압 환자가 발생하는 비율이, 그렇지 않은 경우보다 높다고 한다. 그러나 유전 인자가 있더라도 환경적 영향을 차단해 주면 고혈압을 예방할 수 있다.

❖ 속발성 고혈압(Secondary Hypertension)

본태성과는 달리 다른 병으로 인해 고혈압이 생긴 경우를 말한다. 따라서 그 원인을 찾아 제거하면 보다 쉽게 고칠 수 있지만, 그 수는 본태성 고혈압 환자보다 적어 고혈압 환자의 10~25% 정도에 불과하다.

속발성 고혈압의 원인은 본태성과는 달리 비교적 분명하다. 신상에 병이 생기거나 지방간 또는 호르몬 계통에 이상이 있

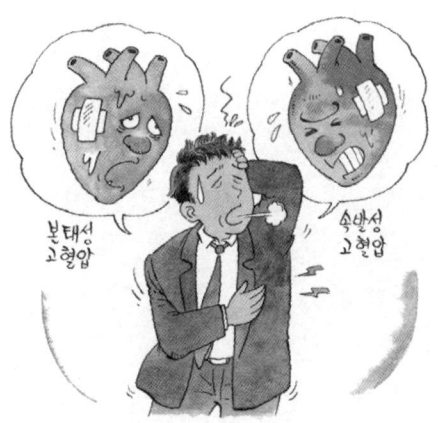

고혈압의 종류

으면 혈압이 올라간다. 따라서 속발성의 경우는 그 원인이 되는 심장병, 지방간, 내분비 계통의 질환 치료가 선행돼야 고칠 수가 있다. 따라서 혈압 자체만을 내리려는 치료로는 완치가 어렵다.

뇌염, 만성뇌막염, 뇌종양 또는 임신중독증, 약물중독증일 때도 혈압은 급격히 올라간다.

주로 젊은 사람들에 발견되는 경우가 많으므로 20~30대 사람이 고혈압 증세를 나타내면 속발성 고혈압을 염두에 두고 진단을 하는 것이 좋다.

고혈압의 증상

다른 성인병과 마찬가지로 뚜렷한 증상이 없다고들 하나 실제로는 증상이 있다. 다만 그같은 증세를 대부분 간과하기 때문에 병을 깊게 할 뿐이다. 개인차가 있기는 하나 일반적으로 다음과 같은 증상들이 나타난다.

❶ 머리가 무겁고 골치가 아프다.
❷ 어지럽고 귓소리가 난다.
❸ 팔다리가 저린다.
❹ 숨이 가쁘고 가슴이 두근거린다.
❺ 잠이 오지 않는다.
❻ 정서가 불안하며 화를 잘 낸다.
❼ 쉽게 피로해지거나 쇠약해진다.
❽ 호흡곤란에 의한 발작 증상이 나타난다.
❾ 가슴에 압박감이 생기고 불쾌감과 통증이 온다.
❿ 언어장애와 의식장애가 생긴다.

고혈압의 치료 및 예방

예방적 차원인 일반요법과 약물요법 등이 있지만 치료가 쉽지는 않다. 규칙적인 생활을 통한 적당한 운동과 식사관리, 체중조절, 염분 제한 등에 유의하는 것이 예방의 지름길이다.

흡연, 음주, 과식, 과로, 긴장, 흥분 등도 당연히 피하는 것이 좋다.

약물요법은 대개 세계보건기구(WHO)나 미국의 관련전문위원회(JNC) 등 세계적인 권위기관에서 추천하고 있는 단계적 요법(Stepped Care Therapy)이 활용되고 있다.

단계적 요법이란 이뇨제, 베타 차단제, 중추신경 억제제, '알파' 길항제, '안지오텐신' 전환효소 억제제 등의 7가지 강압제를 단계적으로 선택, 또는 추가하거나 병합 투여하는 방법이다.

즉 제 1단계에서는 이뇨제를 쓰고, 제 2단계에서는 이뇨제에 교감신경 억제제 따위를 추가하고 제 3단계에서는 혈관 확장제를 추가하는 방법이다. 그리고 제 4단계에서는 또다른 강력한 강압제들을 선택 추가하는 것이 단계적 요법이다.

소변량을 늘이고 혈압을 내려주는 강압 이뇨제를 사용할 수도 있다. 강압 이뇨제는 교감 신경 활동을 억제하는 약과 함께 고혈압 치료의 기본 약으로 사용되어 고혈압 증상을 조절하고 다른 합병증 유발을 막아왔다.

그러나 유감스럽게도 대표적인 성인병이라고 할 수 있는 협심증이나 심근경색 또는 뇌경색의 발생을 억제하기는 어렵다. 또 혈액 중 칼륨의 상실이나 요산의 증가와 통풍의 발생, 콜레스테롤의 증가 등의 부작용이 나타나기도 한다.

최근에는 '안지오텐신' 선환효소 억제제 등의 등장으로 비로 새로운 억제제를 투여하는 이른바 단독요법(Monotherapy)이 사용되기도 하는 추세다.

그러나 이런 식의 약물요법도 고혈압의 근본적인 치료법이 되지는 못한다.

고혈압과 지방간

고혈압은 염분의 과다 섭취, 운동 부족, 스트레스, 흡연과 음주, 그리고 지방의 섭취 등 여러 요인으로 인해 유발된다. 그러나 무엇보다 문제가 되는 것은 역시 지방의 섭취로 인해 생기는 지방간이다. 간이 혈류에 관계하기 때문이다.

당뇨병과 마찬가지로 혈관에 기름이 끼게 하는 지방간을 치료하지 않으면 고혈압도 근본적으로 치료가 되지 않는다. 고혈압을 치료하기 위한 약물요법은 파리를 쫓는 식의 임시방편 밖에 되지 않는다. 쫓겨간 파리는 기회를 보다가 다시 또 날아와 앉는다. 결국 파리를 잡아야만 상황이 끝나는 것이다.

앞에서도 언급했지만 간에 지방이 끼게 되면 간은 제 기능을 수행하기 위해 지방을 혈관으로 흘려보낼 수밖에 없다. 혈관으로 흘러 들어간 지방이 곳곳에 쌓여 피의 흐름을 막으면 천하장사라도 도리 없이 고혈압에 무릎을 꿇게 된다.

따라서 고혈압도 당뇨병 등과 마찬가지로 간에 끼인 지방을 제거한 다음 운동이나 식생활 개선으로 더이상 간에 지방이 끼지 않게 하는 것이 근본적인 치료방법이다.

결론적으로 고혈압도 당뇨병과 발병기전이나 치료방법이 같기 때문에 전술한 당뇨병 치료방법을 따르면 된다.

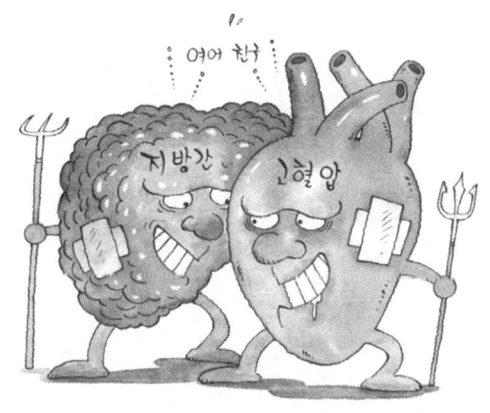

5부

암, 치료될 수 있다

- 암 치료의 원리와 방법
- 암치료 방법
- 투병자세와 예방법

암 치료의 원리와 방법

암의 발생과 전이

사람의 몸은 세포라고 하는, 단백질 용액이 든 조그마한 셀로판 모양의 자루로 구성되어 있다. 이 세포는 정상적으로 일정한 질서에 의하여 분열과 증식을 거듭한다. 그런데 어떤 원인에 의해서인지 이런 질서가 깨어지면서 세포의 모양이 이상하게 변하고 무한 성장과 분열을 하게 되는데, 이런 세포조직을 종양 혹은 암이라고 한다.

정상적인 세포는 같은 종류, 같은 작용을 하는 것끼리 모여서 조직을 이루고 있다. 그런데 암 세포는 크기나 배열이 제각기 딴판으로 되어 있다. 염색체의 수도 정상수의 46개에서 50~60개로 늘어나 버린다.

우리 몸에 비정상적으로 생기는 종양은 대개 양성종양과 악성종양으로 나뉜다.

악성종양은 우리가 속칭 암이라고 부르는 것으로 이 중에는 암종, 육종, 기타 여러 가지 명칭으로 불리는 종양이 포함되어 있으나, 그 중에서 암종이 제일 많다.

악성종양은 주위의 정상 조직을 파먹어 가며 증식을 해서 임파관이나 혈관을 통하여 신체의 모든 부분으로 퍼지게 되는데, 주위에 있는 임파선으로 제일 먼저 가서 그 임파선이 혹처럼 커지는 것을 볼 수 있는데, 이것을 전이라고 한다.

이러한 암은 수술을 해서 떼어내도 뿌리가 조금이라도 남아 있으면 다시 싹이 돋고 가지가 퍼지는 것처럼 커진다. 이것이 재발이다.

암은 한편으로는 자라면서 다른 한편에서는 파괴되는데 그 과정에서 독소가 생산되어 피 속에 흡수된다. 이때 환자는 빈혈이 심해지고, 몸이 극도로 마르고 쇠약해지며 나중에는 손발과 전신에 부종이 발생하게 된다. 이것을 악액질이라고 부른다.

암은 일반적으로 40세 내지 50세 이후의 노년기에 많이 생긴다. 또 고령에서는 오히려 발생 비율이 줄지만, 20 내지 30대의 젊은이에게 발생하기도 하고 드물게는 어린아이에게 생기는 수도 있다.

발생 장소도 인체 어디나 예외가 없어 위, 유방, 자궁, 피부, 직장 등에 흔히 나타나며, 폐, 장, 방광, 상악, 음경, 혀, 간, 난소, 목, 신장, 뇌, 임파선, 식도 등에서도 많이 볼 수 있다.

환자가 어떤 이상 증세를 느끼게 되면 이것은 벌써 암이 상당히 진행된 상태로 보아야 한다. 위암의 경우 환자가 이상 증세를 자각하여 암이 아닌가 의심하게 될 때는 이미 그 암의 발생 시초는 2년 전으로 계산하는 것이 옳다는 사람까지 있다.

암세포의 특성

원래 보통 세포의 유전자에는 암을 일으킬 수 있는 유전자도 포함되어 있다.

건강하고 정상적일 때 이 유전자는 잠을 자고 있다. 그런데 이것이 어떤 자극을 받으면 눈을 떠서 활동을 시작하여 암이 발생된다고 한다. 이때 자극을 줄 수 있는 물질을 발암물질이라고 하는데, 갖가지 해로운 화학물질 또는 발암 바이러스 등이다. 이렇게 되면 세포의 성장, 분열, 통제 기능이 소실되어 암세포는 미친 듯 제멋대로 증식하게 되는 것이다.

이런 미친 암세포를 발생시키는 물질에는 두 종류가 있는데, 암을 직접 일으키는 발암물질 같은 것을 이니시에터(initiator)라고 하고, 발암을 촉진시키는 것을 프로모터(promoter)라고 한다. 그러므로 우리 체내에 암을 일으키는 이니시에터가 있더라도 프로모터가 없으면 암이 발생되지 않는다고 한다.

암세포는 다음과 같은 네 가지 특성을 가진다.

첫째, 자율성(自律性)

암세포는 몸세포의 통제를 전혀 받지 않고, 제멋대로 그리고 매우 빠른 속도로 분열한다. 그리고 그 왕성한 암세포 발육으로 인해 영양분과 대사 과정도 매우 왕성하여 정상 세포로 공급되어야 할 영양물질을 빼앗아 간다.

둘째, 특이성(特異性)

암세포의 형태, 모양 및 성질은 정상세포와는 전혀 다른 양상을 보인다.

셋째, 침윤성(浸潤性)

침윤이란 어느 한 부위에서 생겨난 암세포 수가 점차 늘어나면서 조직 내 및 주위로 피고 들어가는 상태를 말한다. 이때

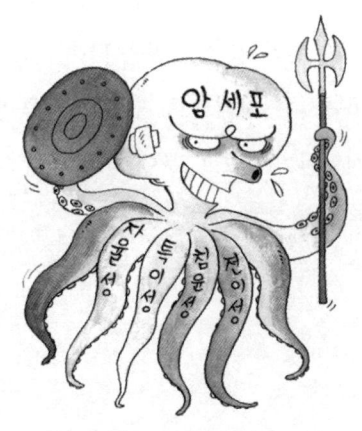

암세포의 특성

정상적인 세포를 밀어낼 뿐만 아니라, 정상적인 부분에까지 마음대로 침입하여 영양분을 섭취하고 증가한다.

넷째, 전이성(轉移性)

어떤 장애가 있더라도 굽히지 않고 퍼져나가서 어떤 곳이든 가리지 않고 자리를 잡고, 그곳을 근거로 자꾸자꾸 뻗어나간다.

정상세포가 암세포화되는 것은 어느날 갑자기 변화되는 것이 아니라 대단히 오랜 세월을 거쳐서 조금씩 암으로 변화되는 것으로 생각된다. 그리고 암으로 변화되는 세포는 바이러스나 세균과 같이 몸 외부에서 침입해 온 이물질적인 세포가 아니고 그때까지 자기 자신과 똑같은 유전자를 가진 세포가 어느 사이엔가 자연히 암화되는 것이다.

어느 한 부위에서 발생한 암세포 집단은 혈관이나 임파관을 통해 멀리 떨어져 있는 다른 장기에까지 암세포를 퍼뜨려 그곳에서 이차적으로 새로운 암을 발생시키는 것이다. 이러한 전이된 암세포 때문에 암은 곧잘 재발하게 되며, 근본적인 치료가 어렵게 된다.

암의 발생 원인

우리 몸에 발생하는 암의 종류는 250여 가지나 되지만 그 발생의 원인은 아직 명확하게 밝혀져 있지 않다. 다만 다음 몇 가지 요인들이 발암에 결정적으로 관련되어 있는 것으로 밝혀져 있다.

첫째는 환경적 요인이다.

모든 암의 80~90%는 환경적 요인에 의해 발생된다. 이를 다시 3가지로 구분하면 물리적 원인으로 방사선, 전리선, 태양광선 등이 있고, 화학적 원인으로는 현재 1,000여 종 이상의 발암성 화학적 물질이 있으며, 생물학적 원인으로서는 바이러스 감염, 호르몬 제제 등이 있다.

그러나 세균에 노출된다고 해서 모든 사람들이 감염성 질환에 걸리는 것이 아니듯이 발암 원인에 노출된다고 해서 모든 사람들이 암에 걸리는 것은 아니다. 개개인의 병에 대한 감수성 정도, 건강상태, 면역체계, 유전적 소인 등 여러 가지 요인이 복합적으로 작용하여, 발암 인자에 노출된 지 수년 이상 수십 년이 지나서 암이 발생하게 된다.

두번째는 후천적 요인이다.

암을 일으키는 후천적 요인으로는 음식, 흡연, 감염증, 환경공해 등을 들 수 있다. 그 중에서 특히 음식은 전체 암질환 발생의 35%에 관련되는 요인이다. 우리나라 사람들에게 많은 위암, 대장암, 직장암 등 소화기 계통의 암은 특정한 식이 요인과 밀접한 관계가 있는 것으로 밝혀져 있다.

특히 짠 음식, 절인 음식, 불에 태운 음식 등은 위암 발생의 위험인자가 된다. 또 동물성 지방이나 불포화 지방산이 많은 음식은 대장암의 발생요인이 된다. 우리나라 사람들에게 위암 발생률이 높은 이유가 음식과 연관되어 있다는 것은 이미 널리 알려진 사실이다.

그런가 하면 흡연자는 비흡연자보다 폐암에 걸릴 확률이 15~64배나 높은 것으로 나타났다. 이는 흡연량이나 흡연 기간과 직접적으로 관계가 있다. 담배 연기 속에는 약 3,800여 종의 물질이 들어있는데, 그 중에는 타르를 위시한 벤조피린, 탄화수소, 나프틸아민 등 여러 가지 발암 물질이 포함되어 있어 폐암과 밀접한 관계를 가질 수밖에 없는 것이다.

우리나라에서는 근래 폐암의 발생률과 사망률이 다른 장기의 암에 비해 급격히 증가하는 추세에 있다.

세번째는 바이러스 감염 등, 감염 질환에 의한 발생이다.

암을 일으키는 원인 중 감염질환이 차지하는 비율은 10%이다. 폐암이 많은 우리나라에서는 B형 간염이 간암으로 진행되는 경우가 많다. B형 간염 환자의 간암 발생 가능성은 정상인이 간암에 걸릴 가능성보다 250배 정도 높다.

유두종 바이러스는 자궁암의 발생과 관련이 있다고 알려져 있으며 그 외의 바이러스도 암 발생과 관련이 있다고 한다.

네번째는 환경공해로 인한 오염물질이 암을 유발한다.

대기오염도 담배의 영향력보다는 미미하지만 폐암의 발생에 영향을 미치며 그 외 각종 호흡기 질환을 일으키기도 한다. 대기오염의 중요 원인은 황산화물, 질소산화물 등인데 이 자체는 발암성이 없지만 다른 발암물질의 작용을 강화시킨다.

또 석면은 폐암을, 벤젠은 백혈병을 일으키며 과도한 자외선 노출은 피부암을 일으킬 수 있다.

이와같이 상당수의 암은 환경적 요인에 의해서 발생되며 이 중 75%는 개인의 식생활 개선, 금연, 간염 예방 등으로 암을 예방할 수 있다.

다섯번째는 유전적 요인이다.

유전적 요인에 의해 발생하는 암은 전체 암의 약 6%로 추정되며 염색체 이상을 초래하는 질환에서 암의 발생 빈도가 확실히 높다는 것이 조사되었다. 특히 한 가족 내에 여러 명의 암환자가 발생되었을 때는 유전적 요인의 가능성을 염두에 두어야 한다.

여섯번째는 면역체계 이상이다.

우리 몸은 신체 내의 어떤 세포가 이상세포로 변화되는 즉시 이를 제거하여 항상 정상적인 상태를 유지하도록 계속적으로 감시 활동하는 면역 체계를 갖고 있다. 그런데 이러한 인체의 면역 체계 기능이 약화되거나 손상 받으면 암이 발생하는 것으로 생각된다. 면역 결핍증 환자나 면역억제 제제 사용으로 면역체계의 이상이 생긴 환자에게는 암 질환이 더 많이 발생하기 때문이다.

임상증상

암의 직접적인 증상은 암의 발생 부위에 따라 국소적으로 나타난다.

암이 발생하면 고유한 기능이 소실, 방해됨에 따라 발생 부분별로 국소자극 증상, 출혈 등이 나타난다. 일반적인 전신 증상으로는 체중 감소, 쇠약감, 피로감, 무력감 등이 있다.

그러나 암이 전신에 퍼져 있는 말기 환자에게도 특별한 임상증세를 나타내지 않는 경우가 있는가 하면, 사소한 피로감, 통증, 소화불량 등의 증세로 인해 정밀 검사한 결과 암으로 판명되어 충격을 주는 경우도 있으므로 단순히 증상만으로는 암을 조기에 찾기가 무척 힘들다.

따라서 대수롭지 않은 증상이라도 곧 암의 증상일 수 있다는 생각 아래 어떤 자각 증상을 느끼게 되면 반드시 검사를 받아볼 필요가 있다.

암의 경고 신호

대한 암협회에서 암의 조기 발견을 위한 경고 증상으로서 암의 9가지 위험 신호를 제정하였다.

❶ 위: 상복부 불쾌감, 식욕부진 또는 소화불량이 계속될 때
❷ 간: 오른쪽 상복부 둔통, 체중감소 및 식욕부진이 있을 때
❸ 폐: 계속되는 마른 기침이나 가래에 피가 섞여 나올 때
❹ 자궁: 이상 분비물 또는 비정상적인 출혈이 있을 때
❺ 유방: 통증이 없는 혹덩어리 또는 젖꼭지에 출혈이 있을 때
❻ 대장 직장: 대변에 점액이나 피가 섞여 나오고 배변 습관에 변화가 있을 때
❼ 혀, 피부: 잘 낫지 않는 궤양이 생기거나, 검은 점이 더 까맣게 되고 커지며 출혈을 할 때
❽ 후두: 쉰 목소리가 계속될 때

암의 종류

암을 분류하는 방법은 크게 두 가지가 있다.

하나는 암이 발생하는 조직 세포의 종류나 특성에 따라 상피세포에서 발생하면 상피암, 선에서 발생하면 선암 등으로 분류하는 것이다.

다른 하나는 암이 발생한 장기의 이름을 붙이는 방법으로

일반적으로 부르는 위암, 간암, 폐암 등의 분류를 말한다.

❈ 위 암

위암은 암 중에서도 제일 흔하다고 할 수 있는 것으로 남자에게 제일 많으며 여자에게서는 자궁암, 유방암과 더불어 많이 나타나는 암이다. 원인에 대해서는 아직도 분명치 않으나 체질로 유전된다고도 하며, 만성 위염, 위폴립, 위궤양 등이 상당히 많은 경우에서 위암으로 전이된다고 한다.

❈ 직장암

직장암은 위암, 자궁암 다음에 많은 암종으로 대, 소장에 생기는 암종의 60% 이상을 차지한다.

이것도 40세 이상에게서 많이 나타나지만 그보다 젊은 나이에서도 꽤 많이 볼 수 있으며 남자에게 많다. 다른 암에 비해 비교적 수술에 의하여 완치되는 율이 높다. 이 질환도 분명한 원인은 알 수 없으나 직장의 만성 자극, 염증, 협착증, 만성 변비, 궤양성 대장염 등이 원인이 되는 수도 있다.

❈ 간 암

간암에는 두 가지 종류가 있다.

그 하나는 간장에서 자생적으로 생기는 것이고, 다른 하나는 다른 장기의 암이 이차적으로 간에 전이를 일으킴으로 말미암아 생기는 것이다. 이차적으로 생기는 암은 대체로 위, 장, 자궁, 폐, 유방의 암에서 전이하는 것이 많고 증세도 대개 그 원발암에 의하여 일어나며, 발생률도 일차적인 암보다 높다. 50세 이상에서 많이 생긴다고 하나, 좀더 젊은 사람이나 어린 사람에게 생기는 수도 있다.

❖ 유방암

유방암은 극히 드물게는 남자에게도 생기나 주로 여자에게 생기며 자궁암, 위암 등과 같이 많이 발생하는 암종이다. 40세 내지 50세의 폐경기 전후에 많으나 더 젊은 여인에게서 생기는 수도 있다. 미혼자보다 기혼자에게 많고, 해산한 부인에게 많다. 체질이 유전하는 수도 있으며, 타박상이 그 원인처럼 보이는 일도 있으나, 염증은 별로 관계가 없는 것같다.

주로 해산한 부인에게서 젖망울이 만져지는 예가 많은데 이러한 것은 갑자기 자라나는 것을 볼 수 없으므로 암과는 다르다고 보아야 한다. 그러나 양성종양이 암으로 변하는 일도 있고 또 유두 주위의 오래(수년)된 습진이 암으로 변하는 수도 있기 때문에 주의하여야 한다. 유방 주변에 종래 없던 딱딱하고 이상한 망울이 만져지면 반드시 전문가에게 상의할 필요가 있다.

❖ 폐 암

　　폐암은 갑작스럽게 많아진 병으로 그 사망률이 미국에서는 위암에 의한 사망만큼이나 많다고 하며, 영국에서도 폐암이 암 사망의 1위를 차지하고 있어 주목을 끌고 있다. 대개 40세~50세 이상의 남자에게 많으며, 그 아래 나이에서도 생긴다.
　　선경그룹 고 최종현 회장이 이 폐암으로 사망, 한때 경각심을 높여주기도 했다.

❖ 전립선암

　　전립선암은 50세~60세 이상에 생기는 것으로 서양인에게서는 많이 볼 수 있으나 우리나라에서는 그리 흔치 않다. 원인은 분명치 않으나, 그 성장이 고환 기능, 다시 말하면 남성 호르몬과 밀접한 관계가 있다.

❖ 방광암

　　방광암은 양성종양으로는 유취종이 잘 생기며 악성종양으로는 암이 잘 생기나, 우리나라에서 그리 흔한 병은 아니다. 대개 남자에게 많고 중년 이후에 생긴다.
　　원인은 확실치 않으나, 염증의 자극이 전조가 되는 때도 있으며 아닐린 등이나 기타 암원물질 또는 기생충 등이 관계되는 수도 있다.

❖ 자궁암

자궁암은 부인의 암종 중에서 가장 많은 것으로 그 생기는 부위에 따라서, 심부암과 경부암의 두 가지가 있다. 이중에서도 경부암이 자궁암의 대부분을 차지하고 있다.

심부암은 50대 내지 60대의 폐경기 후에 제일 많이 생기며 여성 호르몬을 오랫동안 쓰거나, 자궁의 소파, 방사선 치료 이후에 생기는 수도 있으며, 임신해보지 못한 부인에게 많이 생긴다.

경부암은 30세 내지 70세 사이에 주로 생긴다. 40대에 발병이 제일 많고, 다산부에게서도 생기고, 미산부에게서도 생긴다. 해산에 의한 외상, 미혼모의 잦은 임신중절, 만성 염증 등도 그 원인이 되는 수가 있다고 한다.

암 치료 방법

예방과 치료

　암의 가장 좋은 퇴치법은 1차적으로 암의 발생 그 자체를 예방하는 것이며 2차적으로는 조기 발견, 조기 치료하는 것이다.
　암 발생을 예방하기 위해서는 발암의 요인을 제거해야 하고 개개인의 건강행태 및 생활 습관을 개선시켜야 한다.
　암을 조기 발견, 조기 치료하기 위해서는 암의 위험신호나 경고증상이 나타날 경우에 지체 없이 전문의사와 상의해야 하며, 증상이 없더라도 40세 이상의 중년은 적어도 매년 한번씩 정기 검진을 받아보는 것이 좋다.

현대의학

　암은 잘 알려져 있다시피 우리나라 성인병 사망률 중 최고를 차지하는 무서운 병임에도 불구하고 아직 정확한 발병 원인이 밝혀져 있지 않다. 그래서 치료법 또한 수없이 많다. 병원에서 하는 수술이나 방사능 치료, 항암제 투여 등은 기본이고 항간에 널리 알려진 민간 처방도 한두 가지가 아니다. 그 중에는 실제로 항암 작용이 있거나 치료 작용이 있는 것들도 있지만 반면에 효과가 터무니없이 과장된 것들도 많다.

현대의학은 흔히 암을 치료하는 데 수술 요법, 항암약물 요법, 방사선 요법 등을 시행한다. 그러나 암은 그 특성상 조금이라도 암세포가 남아있게 되면 재발하는 성질이 있으므로, 수술시 암덩어리 그 자체뿐 아니라 암 주위의 정상 조직과 임파절까지도 완전히 제거하는 광범위한 수술을 해야 한다. 이는 전체적인 신진대사에 부담과 무리를 줄 뿐 아니라, 재발의 위험성이 완전히 제기되지도 않는다.

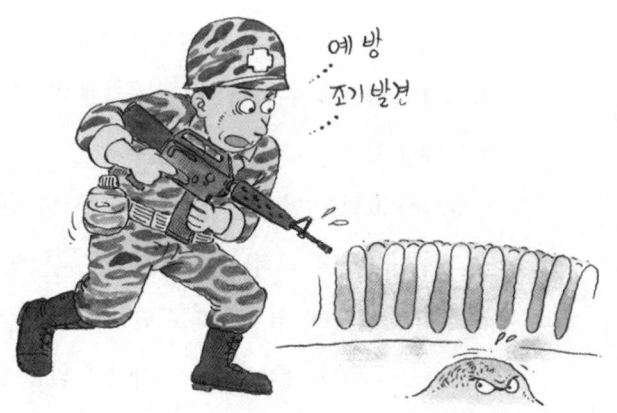

암의 예방과 치료

항암요법은 암 절제 수술 후 주위에 남아있거나 혹은 재발의 가능성이 있는 부분을 제거하기 위해 사용한다. 현재까지 암에 효과가 있다고 알려진 약물의 종류는 수만 가지 이상이지만 실제로 치료에 사용되는 것은 겨우 수십 여 종에 불과하다.

그런데 항암제는 정상세포에도 작용하기 때문에 반드시 부작용이 있다. 항암제는 특성이 분열속도가 빠른 세포에는 여지없이 작용하기 때문에, 분열속도가 다소 빠른 정상세포도 엄청난 공격을 받는다. 더구나 항암제에 대한 반응은 암의 종류에 따라 각기 다르게 나타나며, 같은 암이라 하더라도 환자마다 반응의 차이가 있으므로 치료의 효과도 달라질 수 있다. 더구나 암세포를 100퍼센트 모두 파괴하는 것이 아닌 만큼 일정 간격을 두고 반복해서 투여해야 하며, 약의 종류도 한 가지만 쓰는 것이 아니라 몇 가지를 복합적으로 사용하여야 치료 효과를 상승시킬 수 있다. 따라서 그에 따르는 위험 부담률을 감수해야 한다.

방사선 요법은 일단 수술로 암을 제거한 뒤 시행하면 효과를 거둘 수 있다. 그러나 매우 효과가 좋은 암이 있고 그렇지 않은 암이 있으며, 암의 악화로 인한 심한 통증을 약화시킬 수는 있다. 그러나 아직까지는 방사선에 의한 인체의 부작용도 무시할 수 없는 상황이다.

현대의학의 맹점

　　암을 고치기 위해서 무슨 치료든 다 받아보겠다고 생각하고 효과를 기다리는 것은 부작용으로 인한 피해와 고통만 커지게 하는 결과를 낳는다. 혹시 항암제를 투여하면서 그 부작용까지 견뎌내면 좋아질지도 모른다는 생각을 할 수 있다. 그러나 그것은 잘못된 생각이다. 항암제의 부작용으로 죽음을 재촉할 수 있기 때문이다. 수술이나 방사선 요법 역시 위험하기는 마찬가지이다. 자연스러운 인체 내 대사에 의해 회복되어야 할 몸이 외부의 화학적 요인이 억지로 조정하려 들면서 인체의 조화를 깨뜨리기 때문이다.

　　물론 항암제의 치료가 효과 있는 암도 있다. 급성 백혈병, 악성 림프종, 고환종양, 융모상피종, 소아암 등 소위 암의 제1그룹으로 분류되는 암이다. 이들에게는 항암제를 투여하면 눈에 띄게 효과가 나타난다. 그러나 유방암이나 폐암 같은 경우는 항암제를 투여해도 거의 소용이 없거나 대부분 재발한다. 여기서 주목해야 할 것은 흔히 잘 걸리는 위암, 간암, 대장암에는 항암제 투여가 무의미하다는 것이다.

　　중요한 사실은 기존의 현대의학에서 쉽게 치료할 수 있는 암은 ▲크기 1cm 미만의 암, 즉 0기암 ▲1기 미만의 급성 백혈병, 림프종, 상피종 ▲전이되지 않는 양성종양 등이라는 것이다. 암은 크기가 1cm 이상이 되어야 전이가 가능하다. 그 중 좀 큰 것은 떼어내고 나머지 아주 작은 것들은 항암요법이나 방사선 요법을 통해 박멸하는 방법을 쓰는 것이다. 이미 이런 조건을 벗어나서 진행된 암은 현대의학으로도 사실상 손을 쓰기가 어려운 것이 현실이다.

대체요법

우리 몸은 신체 내의 어떤 세포가 이상 세포로 변화되는 즉시 이를 제거하여 항상 정상적인 상태를 유지하도록 계속적으로 감시, 활동하는 면역체계를 가지고 있다. 따라서 이러한 자연적인 면역체계가 잘 활동할 수 있도록 도와주는 것이 모든 병 치료의 기본이다. 바로 이렇게 화학적 약품이나 기기 대신 천연 식품이나 침, 뜸, 명상, 요가 등을 이용하여 환자를 치료하는 치료 방법의 총칭이 바로 대체 요법이다.

일반의학은 전문화, 세분화된 부분들이 있어 환자 자체를 치료한다기보다 병이 난 특정 부위를 치료하려 든다. 그러나 대체의학은 그 원인을 전체적인 신체의 대사에 두고 환자의 병이 생기게 된 근본 원인을 제거해 주고 대사를 원활히 해주는 장점이 있다.

대체의학이 기적적인 치료 효과를 가질 수 있는 이유는 신체의 가장 자연스러운 조화를 추구하기 때문이다. 몸과 마음,

신체와 환경이 조화를 이루게 함으로써 치료의 효과를 극대화하고 질병 치유와 예방에서 환자 스스로가 주체가 되는 것이다. 그래서 무엇보다 나을 수 있다는 신뢰와 확신이 중요한 것이다.

암 환자들의 대부분은 대체요법을 시행하고 있다. 그런데 의사들은 이런 대체요법들의 의학적 결과를 잘 인정하려고 하지 않기 때문에 환자들도 그 사실을 의사에게 알리거나 상담하지 않는다. 그렇지만 모든 병이 그렇듯이 암도 자연 식이요법과 심리적인 요인에 의한 인체의 치료를 무시할 수 없다. 환자 본인이 일단 그 요법 자체를 믿고 고칠 수 있다는 강한 신뢰를 가지고 시행하면 삶에 의지를 높여 주고, 이것이 인체 자체의 자생력과 치유력을 높여줄 수 있다.

암을 치료하기 위해서 병원에서 하는 기존의 치료법 외의 화학요법을 실시하면 위험하지만, 인체에서 가장 가까운 자연 생식요법은 인체의 저항력을 높여주고 자가치유력을 높여주는 효과를 준다. 화학요법으로는 도저히 할 수 없는 천연의 치료법이다.

암 치료에 대한 색다른 견해

최근에 암의 조기 진단, 항암 치료, 수술 등이 전혀 소용없다는 극단적인 견해를 피력한 일본 교수의 주장이 주목을 끌고 있다. 일본의 곤도 마코토 교수는 암의 조기 검진이 무용하다고 주장한다. 그의 주장은 X선 촬영, 내시경 검사 등으로 오히려 암을 유발하거나 악화시킨다는 것이다. 즉 암을 치료하겠다고 화학적인 여러 요법들을 시행하는 것 자체가 무의미하거나 더 나쁘다는 것이다.

이것은 곤도 교수 한 사람만의 견해가 아니다. 미국의 하딘 박사 역시 '서양의학에서 암의 조기 발견은 곧 조기 사망을 의미하는 것'이라고 주장하기도 했다. 치료 과정에서 여러 가지 치료약과 치료 기기들에 의해 암이 도리어 악화되기 때문이라는 것이다.

이런 주장을 하는 사람들은 암은 사전에 검진받는 것 자체가 무용하다고 말하기도 한다. 일단 검진을 받고 치료에 들어가는 그 순간부터 치료로 인한 악화가 있기 때문이다. 이들의 말에 따르면 전이가 안 되는 종양은 치료가 되지만 전이가 되는 암은 전혀 치료에 효과가 없다는 것이다.

물론 이같은 주장이 현대의학적 논리에서 보면 전적으로 맞다고는 할 수 없으나 중증암환자의 수술 예후나 방사선 요법, 항암제 투여 등의 후유증 등을 보면 전혀 일리가 없는 주장도 아니다.

암과 단백질

앞에서 설명한 간질환이나 고혈압, 당뇨 등의 병과 마찬가지로 암의 발병 역시 고단백 섭취와 밀접한 관계가 있다. 단백질을 과다 섭취하면 인체 내에 생리적으로 보유하고 있는 암 억제 기능을 상실하게 된다.

사람의 몸에는 암을 유발시키는 인자도 있지만 반대로 암을 억제 또는 제거하는 인자도 있다. 생체의 기능에 무리가 가지 않도록 올바른 식습관을 이행하면 신체가 자율적으로 원활하게 작용하면서 암 인자의 발생을 막아낼 수 있다.

우리 인체 내에서 암 인자의 생성을 억제하고 제거하는 기능을 하는 것이 바로 췌장 효소인 '키모트립신(chymotripsin)' 이다.

췌장이 하는 일은 크게 세 가지가 있다.

첫째는 당대사를 하는 인슐린의 생산이다. 이 기능에 이상이 생기면 인슐린 부족으로 인한 당뇨병이 생긴다. 인슐린의 작용에 대해서는 앞에서 이미 설명한 바 있다.

두번째는 키모트립신 효소 생산이다. 이 키모트립신의 주작용은 단백질을 분해하는 것이고 보조작용은 암세포를 파괴시키는 것이다. 단백질을 분해하는 것이 주기능인 키모트립신 효소가 암세포까지 파괴시키는 작용을 한다는 것은 시사하는 바가 아주 크다.

세번째는 판크레아틴(pancreatin) 효소의 생산이다. 이 효소는 지방질을 분해하는 작용을 한다. 지방질의 분해는 간질환과 직접적인 관계를 가진다.

이런 췌장의 세 가지 기능을 통해 보면 단백질과 지방의 섭취가 암과 어떤 관련이 있는지를 분명하게 알 수 있다.

육류는 단백질과 지방질로 구성되어 있다. 따라서 사람이 육류를 먹게 되면 췌장은 육질 속의 단백질을 분해하기 위해 키모트립신과 판크레아틴의 생산량을 늘리고 인슐린의 생산량을 줄인다. 그렇게 되면 앞에서 설명한 것처럼 당뇨가 발생하게 되는 것이다.

키모트립신이 작용 역시 단백질에 의해 방해받는다. 육류를 계속 섭취하면 단백질 분해가 주작용인 키모트립신은 단백질 분해에 모두 동원되기 때문에 보조작용인 암세포 파괴를 할 수 있는 여력이 없어진다.

이렇게 암 인자를 제거할 틈도 없이 모든 효소가 단백질 분해에 동원되는 사이에 암세포가 발생하고 번지게 되는 것이다.

분해할 단백질이 많지 않으면 활발히 할 수 있는 암인자 억제, 제거 작용이 과다한 단백질로 인해 정지되기 때문이다.

결국 섭취하는 양이 많고 적고의 문제가 아니라 육식을 자주 즐기는 사람들일수록 암의 발병률이 높아질 수밖에 없는 것이다.

암과 산성체질

육류(단백질, 계란, 우유 포함)의 섭취와 더불어 암의 발생과 직접적인 관계가 있는 것이 '산성체질'이다.

인체에 칼슘이 부족하면 산성 체질이 되는데, 칼슘의 양은 고단백 식품인 육류의 섭취에 의해 큰 영향을 받는다. 단백질이 분해되면서 칼슘이 몸밖으로 빠져나가기 때문이다. 따라서 단백질의 양이 많아질수록 밖으로 배출되는 칼슘의 양 역시 많아진다.

흔히 칼슘을 보충하기 위해 우유를 마시는데 이는 잘못된

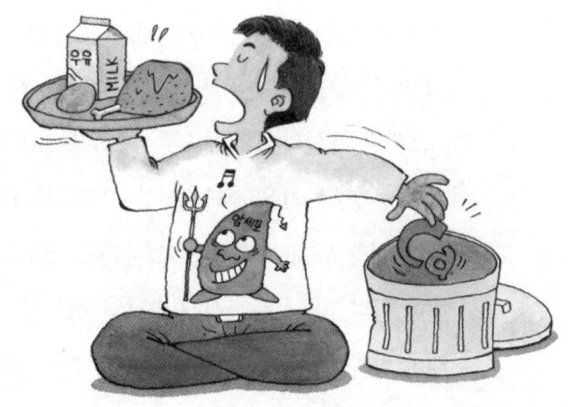

암과 산성체질

생각이다. 우유를 먹음으로써 얻는 칼슘보다 더 많은 칼슘이 우유 속의 인산을 중화하는 데 소모되기 때문이다.

단순히 특정한 한 식품 속에 어떤 성분이 많이 들어있다고 해서 그것이 체내에 완벽하게 흡수된다고 생각해서는 안된다. 우유처럼 그 식품 속에 들어있는 또 다른 성분 때문에 오히려 역작용이 일어나는 경우가 있기 때문이다.

육류와 우유 같은 고단백 식품의 섭취로 인해 칼슘이 계속 몸밖으로 빠져나가면 체질은 점점 산성화되는데, 산성 체질은 암을 유발시키는 중요 원인이 된다.

따라서 암에 걸리지 않으려면 체질이 산성화되는 것을 막아야 한다. 곧 육류의 섭취를 삼가야 한다.

암 치료와 체질개선

암의 발병은 식사와 밀접한 관계가 있다. 그래서 어쩌면 암에 걸리지 않는 최선의 방법은 '원시의 식생활'로 돌아가는 것, 그리고 자신의 체질에 맞는 음식을 섭취하는 것이다. 동물성과 식물성, 뜨거운 것과 찬 것, 알칼리성과 산성, 그리고 좋아하는 식품과 그렇지 않은 식품들을 골고루 체질에 맞게 섭취해야 한다. 이때 동물성 지방보다 식물성 지방을 더 많이 섭취해야 한다. 식물성 지방은 세포 깊숙이 침투해 분해가 잘 되지만 동물성 지방은 세포 속으로 완전히 침투하지 못하고 세포와 세포 사이의 대사 작용을 방해하기 때문이다. 이러한 체질 개선 방법은 대체요법에서 주장하는 식이요법과 같은 맥락의 치료법이다. 생식, 자연식을 골고루 섭취함으로써 자연스럽게 체질의 변화를 유도하고 유지시키는 것이다.

암 치료와 대체요법

암의 근치 방법은 바로 전신요법이다. 심신이 온전하게 되어야 암의 뿌리가 빠지게 된다. 수술하고 항암제 주사를 맞고 해도 근치가 되지 않는 이유도 그것이 전신요법이 아니기 때문이다. 암은 의사가 고치는 것이 아니라 마음을 포함한 자신의 몸이 병을 고치도록 해주어야 한다. 세균은 약으로 죽일 수 있다. 그러나 암은 세균이 원인이 아니다. 그렇기 때문에 온전한 영양으로 대사기능을 통하여 세포 속에 필요한 영양과 산소를 충분히 공급하여야 한다.

특히 암은 산소를 극도로 싫어하는 혐기성 세포에다 열에도 약하기 때문에 세포에 신선한 산소와 충분한 영양을 공급하는 세포 영양 요법이야말로 암을 위시한 고혈압, 당뇨병 등을 완치할 수 있는 치료법이라고 필자는 확신하고 있다.

투병자세와 예방법

암 투병자세

① 생명을 주관하는 것은 기계나 항암제가 아니라 하늘이라 여긴다.
② 몸이 원하는 것이 무엇인가를 파악한다.
③ 가능한 화학, 화공, 인공적 돌연변이 음식을 피한다(감기약, 항생제, 인스턴트 가공식품 등).
④ 친화력이 강한 자연식을 먹는다. 선친 때부터 즐기는 음식으로 식단을 짜는 것이 좋다.
⑤ 가능하면 그릇은 재래 질그릇을 사용한다.
⑥ 자연 과일을 가급적 껍질째 충분히 섭취한다(농약 등이 묻어있지 않은 것).
⑦ 깨끗한 공기와 물은 필수이다(암이 산소를 싫어하는 세포임을 명심할 것).
⑧ 나 자신이나 남에게 화를 내거나 증오하지 않는다.

❾ 하루하루 생명 연장에 감사하는 마음을 가진다.
❿ 투병기간 중 몸과 대화를 하면서, 스스로에게 살아야 하는 정당성을 이해시킨다.

암을 예방하는 생활

많은 학자들의 실험과 경험에서 추천하는 암을 예방하는 생활법 몇 가지를 다음에 예시한다.

❶ 발암물질과 발암 촉진제를 피하는 것이 가장 중요하다.
❷ 동물성 지방은 피하고, 식물성 기름이라도 총 칼로리의 30~40%로 감소시켜야 한다.
❸ 육식은 될 수 있는 한 적게 먹고, 먹을 때는 반드시 채소와 함께 먹도록 해야 한다.
❹ 과실, 채소, 정제하지 않은 완전 곡식류(현미, 잡곡, 누런 밀가루 등)를 더 많이 먹도록 하며, 채소 중에서 베타 카로틴을 많이 포함한 것, 예컨대 당근, 호박, 브로콜리, 양배추, 감자, 고구마 등을 하루 한 끼는 꼭 먹도록 습관화하는 것이 좋겠다.

비타민C도 섭취하여 발암제 나이트로조아민 형성을 방지해야 한다.

과실, 채소, 곡식 중의 섬유질은 암의 프로모터의 작용을 감소시킨다고 한다.

❺ 담배와 술을 절제하며 소금과 매운 자극제를 피하는 것이 좋다.

❻ 발색제, 착색제, 방부제 같은 것을 사용하는 음식은 일체 먹지 않고 쓰지 않도록 조심하며, 신선한 자연 색소로 착색된 것을 골라서 먹도록 하는 것이 좋다.

자연 색소는 석탄, 타르를 원료로 한 인공 색소가 아니므로 안심할 수 있다.

❼ 커피를 너무 많이 마시지 않도록 하며, 특히 위궤양을 방지하기 위해서라도 공복에는 마시지 않는 것이 좋다.

❽ 커피 대신 우리 고유의 인삼차, 율무차, 현미차, 오미자차, 귤차, 보리차 등을 마시도록 하며, 구할 수 있으면 사과식초에 꿀을 타서 마시는 것이 좋다.

❾ 하루 만 보 정도를 걷는 운동이나, 또다른 운동으로 땀을 흘리는 것이 좋다. 그리고 암세포는 열에 약하므로 한방에서 사용하는 쑥뜸도 좋다.

❿ 무엇보다도 가장 중요한 것은 마음에 안정감을 가지는 것, 절망감에 빠지지 않고 희망을 갖는 것이 중요하다. '내일 세상의 종말이 온다 해도 나는 오늘 사과나무를 심겠다'고 말한 스피노자의 자세를 갖는 것이 참으로 중요하다는 것이다. 기쁜 마음으로 희망을 가지고 사는 것이 암 예방에 절대적으로 필요하다. 요즘 이런 것을 암

의 정신적 예방법(심지어는 치료)이라고 한다. 또한 스트레스를 없애는 방법이기도 하다.

❶ 죽음에 대한 공포를 없앤다.

'웃음'도 치료약

최근 일본 오카마 현에 있는 자전 병원 이타미 병원장은 20대에서 60대까지의 남녀 19명을 희극 극장에 초대하여 3시간 동안 실컷 웃게 한 다음 이들의 혈액을 채취하여 면역 기능의 변화를 조사했다. 이 조사의 목적은 혈액 중 NK(Natural Kill)세포의 활성도와 T협력세포와 T억제세포의 비율이 어떻게 변화하는지를 알기 위해서였다. NK 세포 활성화는 특히 암에 대항하는 저항력을 표시하는 시표로 사용된다. T익제세포는 제동장치 구실을 한다. 억제세포의 수치가 낮으면 면역 기능이 악화된다.

조사 결과 NK세포의 활성은 정상인에서는 수치 변동이 없었고 활성도가 낮은 사람의 수치는 거의 정상으로 올라갔다. 또 OK4 비율(협력세포와 억제세포의 숫자비율) 수치가 지나치게 낮은 사람들에게서는 상승하고 높은 사람들에게서는 하강하는 현상을 보였다.

이러한 결과를 보면 웃음이 체내의 면역 기능에 좋은 효과를 가져온다는 결론을 내릴 수 있다. 현재 치료하고 있는 면역

요법보다 속효성이 있는 것이다. 크게 웃는 것이 암에 대한 저항력을 높인다는 말이다.

믿음의 치유력

사람은 믿고 안심할 때 스트레스가 해소되면서 몸의 호르몬 계통이 다시 조화를 가질 수 있어서 자연치유력을 발휘할 수 있다. 현대 의약품을 복용할 때도 마찬가지다. 약의 효능을 믿지 않고 약을 복용하면 아무런 병도 치료할 수 없다.

1976년 K. 사이몬턴은 자신의 책 〈암과 스트레스의 심리적 인자〉에서 클롭퍼라는 임파암 말기 환자의 실례를 들어 약과 믿음의 관계를 설명했다.

"그는 25년 전에 암 치료약으로 유행한 그레비오진이라는 약을 사용하기를 원했다. 처음에 이 약을 주었을 때 그 환자는 그 약을 대단히 믿었기 때문에 아주 효과가 좋아서 육종 덩어리가 눈 녹는 것처럼 사라지기 시작했다. 그런데 신문에 이 약이 아무 효과가 없다는 것이 발표된 것을 보고 환자는 다시 병상에 눕게 되었다. 그래서 의사는 그를 위로하며 신문에 난 그 약은 너무 오래 되어 변질된 것이라 하고 그에게 평소 약의 두 배를 주사해 주겠다면서 주사를 놓아주었다. 그때 환자는 의사의 말을 믿었기 때문에 병이 다시 회복되었다. 그런데 이때 주사해준 것은 바로 증류수였다. 물을 주사하여도 환자가 믿을 때는 효과가 나타났다. 그것도 암 환자에게서…….

그런데 그 후 미국 의학협회와 보건부에서 정식으로 이 약이 효과가 없다고 발표한 것을 읽은 그 환자는 며칠 후 결국 사망했다."

암 예방을 위한 14가지 권장사항

❶ 편식하지 말고 영양분을 골고루 균형 있게 섭취한다.
❷ 황록색 채소를 위주로 과일 및 섬유질을 많이 섭취한다.
❸ 신선한 공기(산소)를 충분히 섭취한다.
❹ 비타민A, 비타민 C, 비타민 E를 적당량 섭취한다.
❺ 표준체중을 유지하며, 과식하지 말고 지방분을 적게 먹는다.
❻ 너무 짜고 매운 음식과 뜨거운 음식은 피한다.
❼ 불에 직접 태우거나 훈제한 생선이나 고기는 피한다.
❽ 곰팡이가 생기거나 부패한 음식은 피한다.
❾ 술은 과음하지 않으며 자주 마시지 않는다.
❿ 담배는 금한다.
⓫ 태양 광선, 특히 자외선에 과다하게 노출하지 않는다.
⓬ 적당한 운동을 하되 과로는 피한다.
⓭ 스트레스는 피하고 기쁜 마음으로 생활한다.
⓮ 목욕이나 샤워를 자주 하며 몸을 청결하게 한다.

이니시에터 : 발암물질, DNA를 손상시키는 것

- 콜타일
- 담배 연기의 벤자피렌
- 담즙산
- 호르몬
- 나이트로조아민(Nitrosoamin)

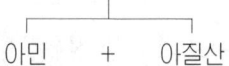
아민   +   아질산

A. 고기, 생선의 부패물 B. 젓갈류	A. 햄, 소시지, 베이컨의 보존료 아질산소다 B. 채소, 곡물, 흙 중의 질산이 아질산으로 변화(대장 중의 세균) C. 쇠고기 착색제 아질산소다

- 고사리의 성분
- 방사선
- 곰팡이의 아플라톡신
- 화학물질
- 불에 탄 고기
- 착색 발색제
- 스트레스
- 바이러스 세균

프로모터 : 발암성은 없으나 발암을 촉진시키는 것

❶ 발암물질 중 어떤 것은 이니시에터와 프로모터를 겸하고 있음(담배연기 등)
❷ 대장암, 췌장암의 프로모터인 담즙산
 (육식을 과식했을 때)
❸ 위암의 프로모터인 소금
 (위액 중 염산의 농도를 감소시킴)
❹ 간암의 프로모터인 감미료 삭카린
❺ 방광암의 프로모터인 감미료 삭카린
❻ 피부암의 프로모터인 자외선
❼ 장관의 나쁜 균(이니시에터와 프로모터를 동시에 형성)
❽ 부정적 감정, 특히 절망감(암 바이러스를 동시에 형성)
❾ 뜨거운 음식물에 의한 식도나 위막의 손상(손상된 장소로부터 발암물질이 침투)

6부

위장병, 약이 있다
· 위장병의 개요 및 원인
· 소화성 궤양의 증상 및 진단
· 기능성·신경성 위장장애의 개요
· 위장병의 치료법

위장병의 개요 및 원인

　위산이 없으면 염증이나 궤양이 없다라는 말이 있을 정도로 위장병은 위산과 밀접한 관계에 있다.
　따라서 소화성 질환 즉 만성위장병은 위장관의 어느 부위에서도 생길 수 있겠으나 식도, 위, 십이지장에 특히 잘 생긴다.
　일반적으로 염증의 상태가 오래돼 만성위장병으로 통칭하는 궤양이란 말은 '헐었다' 또는 속이 쓰린 증세가 오랜 기간 계속되는 경우를 말한다.
　대개 소화기계의 증상을 호소하는 정도면(특히 만성일 경우) 위든지 십이지장, 또는 대장이든 일상적인(가벼운) 염증의 상태는 지났다고 생각하면 된다.　따라서 만성위장병은 십중팔구 궤양이다.
　위 및 십이지장 궤양은 위산에 노출되고 있는 소화관 벽의 조직결손 즉 헐은 상태를 말하는데 재발이 잘되며 상태가 심하게 되면 출혈, 천공(뚫림), 폐쇄, 심한 통증 등 합병증으로 진행한다.

특히 십이지장궤양은 지역, 인종, 직업, 시대의 변천 등에 따라서 발생빈도의 차이를 보이고 있으며 우리나라도 얼마 전까지만 해도 위궤양이 많았으나 점차 십이지장궤양의 증가추세인 것으로 알려지고 있다.

생활수준의 향상과 건강에 대한 관심증가 등으로 소화성궤양 중 십이지장궤양의 발견 빈도가 늘어나고 있는데 식생활 변화, 산업화, 도시화에 따른 환경적 요인 및 스트레스 등이 원인군이다.

소화성 궤양의 연령분포는 평균 40대에 가장 많으며 위궤양에서는 평균 연령이 50대, 십이지장궤양은 30대에 많아 위궤양보다 십이지장궤양이 5~10세 정도 낮은 연령분포를 나타내는 것으로 알려져 있다.

성별로는 여자보다 남자가 약 2배 가량 잘 생기며 계절 별로는 주로 봄철과 가을에 잘 발생하며 한 번 발생하면 고쳐도 재발을 잘 한다.

발생원인은 ▲위 배출(소화) 시간이 늦어지거나 위연동운동이 잘 되지 않고, ▲십이지장 내용물이 위점막에 역류하여 만성염증성 변화를 일으켜 이 상처를 받은 점막이 손상되거나 ▲위점막 보호벽의 손상으로 보호벽의 손상을 주는 물질(커피,

알코올, 각종 약물-아스피린, 소염제, 부신피질홀몬 등)이 흡수되기 때문이다.

유전적 인자, 긴장, 초조, 불안감, 스트레스, 흡연, 약물, 위산분비 과다도 주요 원인으로 알려져 있기 때문에 어느 한 가지가 아니라 여러 요소들이 복합적으로 작용하여 일어난다.

십이지장궤양의 특징은 재발률이 높고, 정신적 과로가 많은 직업 또는 생활, 만성적인 피로 및 수면부족, 그리고 식사시간이 불규칙하거나 흡연량이 많은 사람에게 잘 생긴다.

특히 정서적 장애를 가진 사람이나 불안, 초조 등의 정신적인 갈등이 있을 때 재발이나 합병증이 잘 생기는데 이런 경우에는 주로 급성궤양을 일으키며 심한 출혈을 동반하는 경우가 많다.

약물에 의한 궤양은 약물에 의해서 위산분비를 증가시키거나 산에 대한 위점막의 저항력을 감소시키기 때문에 궤양이 생긴다. 특히 흡연은 궤양치료를 지연시키고 재발을 일으킨다.

그밖에 바이러스 감염이나 박테리아(헤리코박터)감염도 위·십이지장궤양의 발생과 관련성이 있다.

소화성궤양의 증세는 약 3분의 1에서 증상이 없다든지 또는 애매하여 특이한 증상을 나타내지 않을 수도 있다. 대표적 증상은 복통으로 일반적으로 속이 쓰리거나 배가 답답하다,

가스가 찬 것같다 등 이다. 통증은 주로 명치를 중심으로 호발하며 통증의 특징은 위궤양일 때는 식후 30분~1시간 30분 후에 통증이 나타나고 음식물을 먹으면 통증이 가라앉는다.

십이지장궤양 때는 식후 1시간~3시간 후에 통증이 생긴다. 십이지장궤양 시 나타나는 상복부 통증은 작열감, 쥐어짜는 듯한 느낌을 주며, 밤에 통증 때문에 잠을 깨게 되는 점이 위궤양과 다르다. 그밖에 오심, 구토, 막연한 소화불량, 복부팽만감 등이 있다. 이러한 증상은 신경성 위장질환 때도 같은 증세가 있을 수 있고, 특히 우리나라에서 많은 위암의 증세도 비슷하므로 증세가 있으면 전문의사의 진찰을 받아 확진하는 것이 좋다.

음식의 종류는 궤양 시 섭취하였을 때 증상을 악화시키거나 소화장애 및 통증을 유발시키지 않으면 아무 것이나 무방하다. 그러나 지나친 육류는 이를 소화시키기 위해 산 분비를 촉진시키기 때문에 도움되지는 않는다.

한편 소화성 궤양은 참으로 신비한 질환이기도 하다. 아직까지 사람을 제외한 다른 동물에서 있다는 말은 없기 때문이다.

소화성 궤양의 증상 및 진단

 증 상

소화성궤양의 전형적인 임상증상은 통증인데, 통증의 특성으로 어느 정도는 다른 질환과 감별이 되나 확실한 특이성이 있는 것은 아니다. 더구나 위궤양과 십이지장궤양은 그 증상이 서로 매우 유사하다.

앞서 말했듯이 위궤양의 통증은 심하게 아픈 경우가 많고 주로 식후 짧은 시간동안 심한 통증이나 속쓰림이 있으며 일반적인 제산제로 통증이 쉽게 완화되지 않는다. 십이지장궤양 환자에게서는 통증이 위궤양 보다 다소 늦은 식후 90분에서 3시간 사이에 발생하고 한밤중에도 흔히 통증이 생기며 사람에 따라서는 통증이 등쪽으로 뻗치기도 한다.

또한 음식이나 제산제를 먹으면 위궤양에 비해 통증이 더 쉽게 완화되는 경향이 있다. 그러나 소화성 궤양이 있는 환자가 통증을 전혀 느끼지 못하는 경우도 있고 반대로 궤양이 없으면서도 궤양환자가 느끼는 통증을 호소하는 사람이 있다는 것도 염두에 두어야 한다.

깊은 통증 이외에도, 신트림이 잘 올라온다든지 헛배가 부르다는 것을 호소하는 환자도 약 반수에서 볼 수 있고 구역질이나 구토를 하는 환자도 있다.

식욕부진도 많이 호소하는데 위궤양 환자가 십이지장궤양 환자보다 더 흔히 호소하는 편이며 이로 인해 체중감소가 초래되는 환자도 위궤양 환자에서는 약 40%나 되는 것으로 알려지고 있다.

소화성궤양 환자에게서는 출혈, 천공, 폐색 등의 합병증이 흔히 동반되므로 통증의 특성에 변화가 생기면 이들 합병증의 발생을 고려해야 한다. 즉 통증이 음식에 의해 완화되지 않고 오히려 구토를 유발하면 폐색을 생각해야 하고 갑자기 심한 복부 동통이 발생하면 천공을 의심해야 하며 토혈을 하거나 대변색이 검게 변하면(흑혈변) 출혈일 수 있기 때문이다.

진단

상부위장관 X선 촬영은 소화성 궤양의 진단에 이용되고 있는 가장 고전적인 검사로 간편하고 또 이중 조영제를 먹고 검사를 할 경우에는 매우 정확하며 내시경 검사와 병행했을 때는 내시경술의 발달로 거의 1백% 정확한 진단이 가능하다.

상부위장관 내시경 검사는 내시경 기계의 진보와 검사기술의 향상으로 검사 과정에서의 큰 어려움이나 돌발적인 위험이 생기는 일은 거의 없고 환자가 잘 협조만 하면 2~3분안에 쉽게 끝낼 수가 있다. 진단시의 고통을 없애기 위한 수면 마취법 등이 도입되기도 했다.

또한 내시경검사는 미소한 병변이나 궤양의 관찰에 유리하고 출혈 환자의 출혈 부위 확인 및 필요한 경우 조직검사까지 할 수 있다는 장점도 지니고 있어 증상이 있을 때는 꼭 검사를 받는 것이 좋다.

감별진단

소화성궤양의 유사질환에 대한 의학적 감별은 임상증상, 진찰소견, 방사선 및 내시경검사로 보통 감별이 된다. 감별을 요하는 질환들은 역류성 식도염, 식도궤양, 위장기능장애, 위의 종양, 십이지장의 종양, 췌장의 종양 등이다.

역류성 식도염의 환자에서도 심와부와 흉골 하부에 속쓰림을 호소하게 되는데 특히 과식을 하거나 반듯이 누워있을 때 호발하며 복강 내 압력이 증가할 때, 즉 몸을 구부리던지 물건을 들 때 잘 생긴다.

특히 아스피린, 비스테로이드성 소염제, 부신피질호르몬제 등에 대해서 잘 확인해야 하고 이들 약제가 궤양의 발생과도 관련이 있다는 사실도 알고 있어야 한다.

　가장 중요한 감별 질환은 역시 위암과의 감별이 되겠다. 위암을 가진 환자는 일반적으로 나이가 많고 증상의 병력이 짧고 통증이 대개 지속적이며 음식을 먹으면 통증이 증가되고 식욕부진과 체중감소를 호소한다. 한편 단순히 상복부의 불쾌감 정도만 호소하는 환자에서도 조기 위암이 있을 수 있으므로 50세 이상 환자에서는 내시경 검사 등을 통해서 꼭 확인을 해보는 것이 좋다.

　전혀 궤양이 없는 환자들, 보통 기능성 위장장애 환자라 불리는 사람에서도 궤양 환자와 거의 흡사한 증상을 호소하는 경우가 많으므로 검사를 통한 감별이 필요하다.

기능성·신경성 위장장애의 개요

　기능성 위장장애란 증상은 있지만 어떠한 특별한 병변이 없거나, 현재 보편화된 진단기술로는 밝힐 수 없는 원인에 의한 위장질환을 말한다. 흔히 신경성 위장병으로 통칭되고 있는데 갈수록 늘어가고 있는 추세다.

　기능성 위장장애의 대표적인 질환으로는 목에 무엇인가 계속 걸려 있는 듯한 증상을 호소하는 한편, 전반적인 식도경련, 만성소화불량, 장내 가스에 의한 증상, 만성 변비와 설사, 과민성 대장증후군, 담도계 운동 이상 등이 있는데 이들의 증상들이 단독 또는 복합적으로 나타난다.

　또한 기질적인 원인이 있다고 해서 반드시 그것이 증상을 야기한다고 볼 수 없으므로 기능성 질환과 기질적 질환의 공존 가능성도 고려해야 한다. 어떤 경우에는 기능성 위장장애라고 생각되었던 환자가 후에 암 등의 중요한 기질적인 질환이 있었음이 밝혀지기도 하기 때문이다.

　의학의 발전에 따라 과거에는 기능성 위장장애에 속하던 질환들이 요즈음은 정확한 원인 기전이 밝혀지는 경우도 많다.

　기능성 위장장애 증상이 있는 경우에는 이것이 정상적인 생리현상인지 병적인 것인지를 구별하는 것도 사실상 매우 모호하다.

증 상

　발생 연령은 기질적인 질환에 비해 약간 젊은 층에 많지만 큰 차이는 없다.

　즉 젊은층, 중년, 노년에 고루 나타난다고 볼 수 있다.

　성별에 있어서는 남자에서보다 여자에서 더 흔한데 여자와 남자의 비가 약 2.5대 1로 알려져 있다.

　증상은 기능성 질환과 기질적 질환 사이에 구별될 만한 특별한 증상은 없다. 그러나 자세히 분석해 보면 기능성 장애를 의심하는데 도움이 될 수 있다.

　일반적으로 기능성 질환의 증상은 오랜 기간 지속될 뿐만 아니라 계속 증상이 있는 경우가 흔하기 때문이다.

　또한 기능성 환자는 일반적으로 증상의 빈도와 강도가 변동할 수는 있으나 증상이 없는 기간은 거의 없다고 호소한다. 반면 기질적인 원인의 경우에는 완전히 증상이 없는 시기와 급성 동통의 기간이 구별된다. 기간이 길수록 기능성 질환일 가능성이 높고 짧을수록 기질적 원인일 가능성이 많다는 가설이다.

또 기능성 위장장애 환자가 호소하는 증상의 특징으로는 호소하는 증상의 숫자가 많고 다양하며 다른 장기의 증상도 동반되는 경우가 많고 과장된 표현으로 나타낸다.

분명한 질병이 있는 경우에는 호소하는 증상의 수가 적고 증상이 있는 장기도 한가지 정도로 나타난다. 예를 들면 직장암의 경우 직장에 해당하는 증상이 주로 나타나며 기간도 짧다. 기능성 질환 환자의 경우에는 증상도 다양하지만 같은 증상도 과장해서 표현한다.

일반적으로 기능성 위장장애의 증상은 식사에 의해 악화되며 과식 시에 더 심해지고 환자는 공복상태에 좀 편안함을 느낀다.

복부 불쾌감은 대변을 보고 나면 호전되고 배변 직전에 가장 심하다. 복통의 경우 기능성 장애 때는 아침 이른 시간, 또는 저녁 늦은 시간에 많은데 후자에 더 심하다. 그러나 기능성 질환의 경우에는 야간에 수면을 방해할 정도는 아니다.

그러나 우울증을 동반한 경우에는 불면증을 호소하기도 한다. 음식과의 관계에 대해 알아보면 특별한 음식을 먹은 후 증상의 악화를 호소하지만 심한 증상이 있는 기간 동안에는 어떤 음식이나 음료도 증상을 야기한다고 호소한다. 또한 커피나 술에 의한 증상의 악화도 기질적인 병변이 있는 환자에서 보다 흔히 심하다고 말들 한다. 체중이 비교적 안정된 상태로 유지되어 온 환자에서 최근에 갑자기 15% 이상의 체중 감소가 있는 경우에는 기능성 장애보다는 기질적인 질환을 강력히 의심해보아야 한다.

우울증, 신경과민 등의 정서적 이상소견에 대해 물어보면 환자 자신은 기질적인 질환자에 비해 기능성 위장장애의 경우 신경과민 등을 부인하지만 실제로는 우울증이나 정신적 스트레스를 호소하는 경우가 많다.

또한 기능성 위장장애가 가족적으로 발생하는 경향도 있다. 이러한 경향이 유전적인 것인지, 후천적으로 얻게 되는지는 알려져 있지 않다. 이와함께 기능성 위장장애 환자의 얼굴표정, 외모 등도 특징이 있으며 손은 차고 땀이 많고 근육 긴장 등의 모습을 보인다.

기능성 위장장애의 원인

옛말에 "사촌이 땅을 사면 배가 아프다"느니, "시어머니가 돌아가시자 며느리의 10년 묵은 체증이 없어졌다"는 등의 말이 있다. 이러한 이야기들을 과학적으로 설명할 수 있을지에 대해 많은 사람들이 과거부터 궁금해하였다.

그리고 우리 주의에는 "배가 거북하다", "소화가 안된다", 트림, 구역, 변비, 설사 등 여러 가지 증세로 오랫동안 고생하던 사람이 병원에 가서 여러 가지 검사를 받았는데도 환자 마음에 쏙 들고 시원한 설명을 듣지 못해 고개를 갸우뚱하는 경우가 허다하다. 이와 같은 경우 겨우 기능성 위장장애 또는 신경성 위장장애라는 진단을 받고 자기 병명을 막연히 신경성 또는 의사가 잘 진단하지 못하는 묘한 병으로 알고 있는 환자가 많다.

의학적으로 기능적이란 말은 환자가 괴로워하는 증상의 원인이 될 만한 장기의 형태적 병변이 발견되지 않고 증상만을 나타내는 경우를 말한다.

학자에 따라서는 유문부 협착 및 폐쇄, 수술로 미주신경을 절단한 위, 당뇨성 위장장애, 마비성 장 마비 등 위장관의 운동, 변화를 초래하는 모든 경우를 포함시키기도 하지만 일반적으로 앞의 경우를 이야기한다.

사람이 섭취한 음식물은 식도, 위, 소장, 대장을 지나는 사이에 소화 흡수되는데 우선 입에서 치아의 저작운동에 의하여 잘게 부서지고 타액과 섞여 소화되는 것으로 시작된다.

잘게 부수어진 음식물은 연하운동으로 식도에 들어가서 규칙적인 연동 수축파에 의하여 위로 넘어간다. 이때 위는 음식물이 들어오는 자극으로 위의 가장 상부인 위저부가 확장되어 잠시 저장소의 역할을 하고 이곳에 머무는 동안 소화액과 작용한다. 그리고 위의 하부인 전정부에서는 규칙적인 수축운동으로 음식물을 다시 잘게 만들고 소화액과 작용시켜 음식물을 십이지장으로 배출시킨다.

이때 음식물이 위에서 십이지장으로 이동하는 것은 음식물의 지방질, 산도 삼투압에 의하여 조절되고, 십이지장으로 음식물이 넘어가면 담즙과 췌장액 분비가 일어난다.

소장에서는 소장의 전후운동으로 음식물과 소화효소를 섞어 흡수를 용이하게 한다. 마지막으로 대장은 주로 염분의 흡수 그리고 대장세균 작용으로 일부 음식물 찌꺼기를 분해한다. 이렇게 소화·흡수되고 남은 음식찌꺼기는 직장에 보관되었다가 대변으로 배설된다.

대변의 배설작용은 대장의 연동운동, 복압상승 그리고 항문 괄약근 이완 등의 복합작용으로 일어난다. 이처럼 복잡한 위장관 운동기능의 조절은 완전히 규명된 것은 아니나, 현재까지 알려진 바로는 다음 세 가지의 밀접한 유기적 관계로 조절된다.

첫째는 중추신경계이다. 중추신경계는 어떤 생각이나 감정, 스트레스 등과 같은 정신적인 자극이 있을 때 신경조직에서 나와 장기를 자극하는 여러 종류의 신경 전달 물질을 분비하여 장을 조절한다. 실제로 인간 중추신경계의 여러 가지 신경

전달 물질들이 위장관에서도 발견되고 이를 동물에 투여하면 구토, 위장운동의 변화가 일어나는 것을 볼 수 있다.

둘째로 자율신경계이다. 자율신경계는 본인의 의사와 무관하게 작용하는 신경으로 상부위장관(식도, 위, 십이지장)은 부교감신경이 지배하고 소장, 대장, 직장과 같은 하부장관은 교감신경이 조절한다. 따라서 자율신경은 위와 십이지장의 연동운동은 물론 직장의 수축과 항문괄약근의 이완을 유기적으로 연결시켜 준다.

셋째로 위장관벽에 분포하고 있는 장근신경총이다. 수백만 개의 신경세포로 구성되어 있는 장근신경총은 장에 들어온 음식물이나 장벽의 염증, 긴장 등 장 국소부위의 정보를 자체 통합 정리하는 일을 한다. 그리고 중추신경과 자율신경으로부터 여러 가지 경로를 통하여 받은 정보를 종합하여 장을 자율적으로 조절하는 역할도 한다. 이처럼 위장관은 그냥 움직이는 것이 아니라 여러 가지의 경로로 받은 정보에 의해서 운동이 조절된다.

따라서 현대의학에서는 위장관 운동에 영향을 주는 정신신경·내분비 그리고 위장관 자체의 조절 기능 등 이들 상호간의 부조화가 발생하는 경우에 기능성 위장장애를 초래하는 것으로 추정한다.

이러한 기능의 부조화를 유발하는 원인으로는 우선 정신적인 요인, 특히 스트레스를 들 수 있다. 기계화되는 사회생활이나 가족, 이웃간의 마찰로 야기되는 여러 가지 스트레스와 갑작스런 정신적 충격 등이 모두 포함된다.

특히 불안증이나 우울증의 경향이 있는 사람에서 과민성대증후군과 같은 기능성 위장장애의 발생이 쉽다. 신경이 예민한 사람에게 스트레스 등의 정신적 요인이 가해지면 더욱 자주 발생된다. 정신적 요인 외에도 특정음식, 직업이나 사회적 지위의 변화, 날씨 등 주위의 급격한 변동도 원인으로 생각되고 있다.

그러나 스트레스는 사람마다 미치는 영향이 천차만별이고 동일한 사람에서도 시간에 따라 달리 느껴질 수 있고, 주위 환경의 변화도 개인에 따라 미치는 영향을 개관적으로 평가하기 힘들어 꼭 이 원인으로 단정할 수 만은 없다.

기능성 위장장애의 진단

기능성 위장장애는 정신적으로 인한 운동장애가 발생, 여러 가지 증상을 일으키는 일이 대부분을 차지하기 때문에 해부학적으로 궤양, 종양 및 협착, 확장 등 변화가 있는 기질적 질환이 없다는 것을 증명해야 진단할 수 있다.

임상증상이 나타나면 먼저 기질적인 질환이 없는지를 확인하기 위해 소화관 X선 진단(위장, 소장, 담낭, 대장 등), 내시경

검사 등을 우선해야 되며 위장관 운동장애가 있는지 알아보기 위하여 음식을 먹고 난 후 통과하는 동안에 영상진단(투시 및 동위원소 주사)을 하거나 소화관 내의 내압(內壓)을 측정하고 또 위장관 벽의 수축을 정기적으로 측정해야 한다.

특히 식후팽만감, 불쾌감, 조기만복감, 복통, 구역 및 식욕부진 등이 호전과 악화를 반복하면서 3개월 이상 계속될 때 만성소화불량증이라고 할 수 있는데 이때는 먼저 상부 위장 X선이나 위내시경을 시행해서 기질적 질환인 위궤양이나 위암 등이 없다는 사실을 확인하고 이런 질환이 없으면 담낭조영술이나 초음파 검사를 해서 담석증이나 담도질환, 췌장질환 등이 없는지를 확인해야 된다.

위 및 소장의 내압을 측정해보면 정상인 경우도 있지만 위 십이지장의 수축이 적어지거나 많아지거나 또는 경련성을 띄기도 하는 것으로 알려지고 있다.

위식도 역류는 식사 후 위 내에 있는 음식물이 역류되어 앞가슴 하부에 동통이나 쓰림이 생기는데 드러눕거나 몸을 굽히거나 뒤로 젖힐 때 대개 증상이 유발되는 것이 특징이다. 또 밥의 쓴 물이 목 위로 넘어온다고 호소하기도 한다.

과민성 대장 증후군은 배변 습관의 이상, 복부 중앙이나 하복부에 불쾌감 또는 동통을 호소하지만 장 내에 기질적 질환이 없는 경우를 통틀어 말한다.

서구에서는 가장 흔한 위장 질환으로 전 소화기계 질환의 30%~50%를 차지할 정도라고 하며 우리나라에도 소화불량 다음으로 많은 빈도를 보이고 있다. 다른 이름으로는 대장과민, 경련성대장염, 점액성대장염 등으로 부르기도 한다.

증상으로는 소량의 대변을 자주 보고 (설사라고 표현하기도 하지만) 변비가 오는 기간도 있다. 또 대변에 점액이 섞이고, 대변을 보고 난 직후에도 다 나오지 않고 직장에 남아있는 것 같이 느끼기도 한다. 이상의 증상이 호전과 재발을 반복하여 오래 지속된다.

흔히 재발은 가정이나 직장에서 스트레스를 받은 후 잘 오며 진단은 대장 X선이나 내시경으로 악성 종양이나 염증성 장질환이 없다는 것을 확인해야 한다. 또 담낭질환도 담낭조영술이나 초음파로 확인해 구별하는 것이 좋다.

그러나 이런 소화기 전체를 모두 한번만 검사하고 그대로 오래 과민성 대장 증후군이라고 치료를 하는 것보다 비용이 덜 드는 대변의 혈액검사 및 혈침검사를 가끔 해보는 것이 선별검사로 더 나을 수도 있다.

단순변비는 대부분의 성인이 생활환경이 급격히 바뀌면서 일시적으로 경험하는 것이다.

정상 배변이란 회수가 1주일에 3회 이상이고, 용변 시에 통증이 없어야 되고, 힘을 많이 주지 않아도 배변할 수 있고, 배변 후 완전히 배출된 것같이 만족감을 가질 수 있어야 되는 것이다. 변비가 있다는 것을 확인하려면 섬유질이 충분히 들어 있는 음식을 먹으면서 변비를 일으키는 약제를 먹지 않고 대변회수, 대변의 무게 등을 2주일간 관찰하여 위의 조건을 만족하는지를 확인해보면 본인 스스로도 알 수 있다.

기능성 위장장애의 예방 및 치료

기능성 위장장애의 원인은 일상 생활의 스트레스를 비롯하여 다양한 것으로 추정하고 있으나 딱 부러지게 이것이다 하고 단정지을 수는 없기 때문에 아직까지 확실한 예방법은 없는 실정이다. 현재 원인 인자로 생각되는 것 중 실제 조절 가능한 것은 음식물 섭취 및 식사 습관과 스트레스를 피하는 일 정도라 하겠다.

음식물 섭취는 분명히 증상을 악화시키는 음식물이 있으면 피하는 것이 좋겠으나 원칙적으로는 제한이 없어야 한다. 왜냐하면 이것 저것 가리기 시작하다보면 나중에는 죽밖에는 먹을 것이 없다는 사람도 있고 심한 경우에는 영양결핍증에 빠지는 수도 있기 때문이다.

그러나 분명히 증상을 악화시키는 음식물은 전체적인 음식물의 균형이 깨지지 않는 범주 내에서 제한하는 것이 좋다.

또 탄산음료수도 가스가 많이 생길 수 있으므로 많이 마시지 않는 것이 좋으며 껌 같은 것도 지나치게 많이 씹는 것도 좋지 않다. 변비가 심한 사람은 섬유질이 많이 함유되어 있는 음식, 즉 현미, 야채, 과일을 많이 섭취하는 것이 좋다.

그러나 기능성 위장장애를 예방한다고 해서 음식물에 너무 신경을 쓰다 보면 식사의 즐거움도 없어지고 이것이 오히려 또 스트레스가 될 수 있기 때문에 본인이 앞서서 잘 판단하는 것이 좋다.

다음으로 식사습관의 교정이 필요한데 사실은 음식물의 제한보다 이것이 더 중요하다고 할 수 있다. 과식, 식사를 너무 빨리 하는 것, 식사를 거르는 것 등은 좋지 않으며 가능한한 일정한 시각에 스트레스가 없는 편안한 환경에서 천천히 잘 씹어서 먹도록 하는 것이 좋다.

스트레스가 많은 현대 사회에 살면서 스트레스 없이 생활한다는 것은 상당히 어려운 일이나 기능성 위장장애의 원인인자 중 가장 중요한 것 중의 하나가 스트레스 및 긴장으로서 스트레스의 해소가 무엇보다 중요하다. 이를 위하여는 즐거운 마음으로 산책이나 규칙적인 운동을 함으로써 생활의 리듬을 지키는 것이 좋다.

그 외에 상식적인 일이라 하겠으나 담배는 끊는 것이 좋으며 알콜도 절주하는 것이 현명하다.

결론적으로 과민성 대장 증후군을 포함한 기능성 위장장애의 예방과 치료에는 특정 음식물의 제한, 식사습관의 교정, 규칙적인 운동 및 스트레스 해소 등의 방법이 있으나 식사 제한보다는 식사 습관의 교정이 중요하고 규칙적인 생활 및 운동을 함으로써 인체의 리듬을 지키는 것이 무엇보다 (특히 약물치료)중요하다고 할 수 있다.

위장병의 치료법

지금까지 기술한 위장병의 원인·진단법 등에 관한 내용은 거의 전부 양의학적인 측면에서 접근했다. 왜냐하면 정확한 진단과 검사를 위해서는 양의학적 진단과 검사가 가장 바람직하기 때문이다.

그런데 문제는 정확한 진단 결과가 나왔다 해도 위장병(급, 만성 또는 기능성 위장병)이 잘 치료되지 않는다는 데 있다.

이에 필자는 체질 개선, 즉 산성화된 체질 개선 요법을 일차적으로 시도해본 다음 그래도 낫지 않는 환자는 2차적으로 미네랄과 생식 대체 요법으로 치료한다. 대부분 이 정도에서 위장병 환자들은 감쪽같이 낫는다. 그래도 간혹 특이체질인 환자들에게는 필자가 약 30여 년 이상 처방해온 생약 처방을 사용한다. 컴프리, 감초, 계피 등 15종의 약재를 혼합한 처방인데 지금까지 못 고친 예가 거의 없다.

특히 필자는 간장병을 전문적으로 치료하다 보니 사실상 위장병(어떤 형태든)은 가볍게 생각한다.

위장병 환자들을 대하다 보면 상당수가 간장이 원인이 되어 위장병으로 발전한 경우가 많기 때문이다. 그런 환자들은 간장질환을 치료하면 저절로 낫게 된다. 때문에 위장병에 대해 장황하게 늘어놓기는 했으나 필자는 위장병에 대해서는 거듭 얘기하지만 정말 대수롭지 않게 생각하고 있다.

사람이 건강하지 못한 원인은 여러 가지가 있지만 결론은 하나, 잘 먹고, 잘 배설하고, 잘 잘 수 있으면 건강은 최고다. 그런 상태야말로 최상의 건강 상태인 것이다. 필자의 모든 처방의 근본은 바로 잘 먹고 잘 배설하고 잘 잘 수 있도록 하는 데 있다.

필자의 경험상으로는 간장에서 생성해 내보내는 각종 소화효소의 결핍 또는 장애가 상당한 원인이 되는 것으로 생각된다. 담즙 등을 비롯한 소화효소가 충분히 생성되어 음식물을 소화시키고 또 흡수하고 배설하면 무슨 문제가 있겠는가. 잘 먹고 잘 싸면 그만인 것이다.

사실 다소 과장하면 필자에게는 위장병 정도는 병도 아니다. 워낙 현대 의학이 포기한 난치, 불치병 환자들을 많이 상대하고 치료한 탓 때문인지도 모르겠으나 어쨌든 위장병 정도는 자신 있게 고칠 수 있다고 밝힐 수 있다. 아무리 위장이라지만 인체의 구조상 위장도 위장 자체만의 문제가 아니기 때문이다. 특히 만성 기능성 위장장애로 인한 위염이나 과로·스트레스 등으로 인한 만성 위장병환자라면 새벽 공복시 생수(자연산) 한 잔이나 꿀(가짜 꿀이 아닌) 한 스푼을 상복하는 것도 훌륭한 자가치료법이 될 수 있으니 시험해 보기 바란다.

 몸 전체의 기능으로 보면 병의 원인과 치료법이 이제는 웬만큼 보인다. 40여 년 이상 약사 생활을 하다보니 뒤늦게 병과 약에 대해 다소나마 물리가 트인 모양이다.

7부

치료사례
· 치료 사례들

 이 사례는 필자의 방법으로 병을 치료한 사례만을 모은 것입니다. 따라서 환자 개개인의 체질이나 노력 여부뿐만 아니라 필자의 방법으로도 병을 극복하지 못한 환자들도 있다는, 즉 모든 환자들 또는 모든 질병을 다스릴 수 있는 만병통치약은 없다는 사실을 유념하시기 바랍니다. 또한 병을 치료하는 데 있어서는 환자 자신이 주치의라고 할 수 있기 때문에 병을 이길 수 있다는 믿음과 용기를 갖는 것이 무엇보다도 중요합니다. 이와 함께 일부 환자들의 사례는 환자 개인의 사생활 보호를 위해 가명처리했음을 밝혀둡니다.

치료사례들

❖ **박남수** (남 30세: 전남 목표시 죽교동\간경화)

발병 당시 30세이던 박남수 씨는 아주 인상에 남는 환자다.

1988년 어느 날, 중년의 남자분 한 분과 여자분 한 분이 나란히 약국으로 들어섰다. 두 사람은 아주 불안하고 초췌한 모습이었다. 다급한 환자의 상황을 전하려는 것 같았으나 말을 제대로 잇지 못했다.

전남 목포에서 새벽같이 올라온 이 두 사람은 친남매였는데, 막내 동생이 죽게 생겼다며 눈물을 흘렸다.

이 분들이 말하는 증세로 보아 간경화 같았으나 환자를 보지 않고는 정확한 판단을 내릴 수 없어, 어렵더라도 일단 환자를 약국으로 데려오라고 했다.

이틀 후 두 사람은 환자를 약국으로 데려왔는데, 환자의 상태는 보기에도 참혹할 정도였다.

배는 복수로 남산만했고 얼굴과 목은 피골이 상접할 정도로 말라서 기형적이었다. 배에 물이 차 움직이는 것은 고사하고 숨을 쉬는 것조차도 힘들어하는 모습을 보니 환자의 형님과 누님이 왜 그렇게 절망적으로 울었는지 충분히 이해가 갔다.

필자는 곧 치료에 들어갔다. 필자의 방법대로 식이요법을 시행하게 하고 계속해서 투약을 했다. 환자가 위험한 상태였으므로 필자로서도 심리적으로 부담이 되기는 했다. 거리가 멀어서 환자의 상태를 자주 체크하기도 어려웠다. 그러나 신념을 가지고 최선을 다해 치료하는 수밖에 다른 방법이 없었다.

그런데 투약을 시작하고 얼마 되지 않아 복수가 빠지기 시작하더니 치료 속도가 생각보다 빠르게 진행되기 시작했다. 쳐다보기가 민망할 지경이었던 이 환자는 놀랍게도 투약 5개월만에 완치되었다.

환자 본인은 물론이거니와 형님과 누님은 마치 죽은 사람을 살려낸 것처럼 기뻐했다. 환자의 상태가 심각해서 부담스러웠던 만큼 완쾌의 기쁨도 컸고 보람된 사례였다.

❖ **박창현** (남 45세: 전남 장흥군 \ B형 간염)

박창현 씨가 본 약국을 찾아온 것은 88년도였다. 그 때 박 씨는 이미 병원에서 B형 간염 판정을 받은 상태였다.

병원에서 치료를 받던 박 씨가 본 약국에 온 것은, 밥을 먹으면 소화가 되지 않고 헛배가 부른데다 가스가 차서 답답하고 불쾌한 증상 때문이었다. 병원에서는 그러한 증상의 원인이 B형 간염이라고 진단했으면서도 별다른 조치를 취하지 않는 것이 박 씨의 불만이었다. 불편함을 호소하는 박 씨에게 의사는 특별한 약이 없다는 말만 되풀이 할 뿐 속수무책이었다.

매일 소화불량 상태와 가스로 더부룩한 불쾌감 속에 지내야 하는 박 씨로서는 날마다 식사를 해야 한다는 것 자체가 고통이었다. 그렇다고 투약을 해야 하는 환자가 음식을 먹지 않을 수도 없는 노릇이었다.

어쩌면 평생 이런 상태를 벗어나지 못할지도 모른다는 생각에 절망하고 있던 박 씨는 우연한 기회에 필자에 대한 이야기를 듣자, 곧바로 약국을 찾아왔다. 그로서는 B형 간염에 대한 정확한 이해와 치료보다 음식을 마음 편히 먹고 제대로 소화할 수 있게 되는 것이 급선무였다.

본인의 처방에 따라 약을 복용한 지 3개월 가량이 지나자 헛배 부른 것과 배에 차던 가스가 없어졌다. 그러자 박 씨는 그것만으로도 B형 간염에서 해방된 것처럼 기뻐했다. 그러나 확실한 항체가 생기기까지는 치료 기간이 더 필요했으므로 꾸준한 처방과 투약을 계속해 나갔다. 소화가 원활해졌다고 해서 음식조절을 느슨하게 풀지는 않았다.

그리고 8개월 째가 되자 병원에서 항체가 생겼다는 진단을 받았다.

❖ **손진화** (남 45세: 두산개발 직원\지방간, 간부위 통증)

　　매서운 겨울 바람이 불던 94년 12월경 몸을 축 늘어뜨린 손진화 씨가 약국에 들어섰다. 가벼운 황달에 몸 전체를 감싸던 무기력증. 그는 간에 지방이 과도하게 끼는 지방간과 간부위 통증으로 고통받고 있었다. 회사생활을 하면서 잦은 음주, 불규칙한 식사생활을 한 것이 원인이었다. 그와 상담을 마친 후 식이요법을 병행한 투약을 실시했다. 환자도 갑자기 찾아온 병에 적지 않게 걱정되었던지 성실히 처방에 따라주었다. 비교적 단기간인 4개월의 처방으로 그의 지방간은 완치되었고 간 부위에 발생하던 통증도 깨끗이 사라졌다.

❖ **서금남** (남 46세: 서울시 동대문구 청량리\간염, 지방간, 간경화)

　　94년도 당시 41세였던 서금남 씨는 평소 자신의 건강에 자신이 있는 편이었다. 그런 서 씨가 건강진단을 받은 것은 중년의 나이에 접어들면서 한번쯤 건강진단을 받아보아야겠다는 생각이 문득 들어서였다. 하지만 정밀진단을 하러 가는 날까지도 자신에게 특별한 이상이 있을 것이라고는 생각하지 않았다.

그런데 정밀진단 결과 뜻밖에도 간경화 판명이 났다. 서 씨로서는 납득할 수 없는 판명이었다. 평소에 별다른 자각 증상이 없었기 때문이다. 정상간의 3분의 1만으로도 충분히 대사를 감당할 수 있는 간은 경화상태가 될때까지 아무런 반응을 보내지 않았던 것이다.

서 씨는 부랴부랴 입원을 했다. 입원을 하자 정말 자신이 중병 환자처럼 느껴졌고 그 때까지 느끼지 못했던 자각 증상들이 나타나기 시작했다. 그나마 위안이 되는 것은 가족들의 극진한 보살핌과 간치료로 정평이 나있는 병원에서 치료를 받는 다는 것이었다. 그러나 간 전문의들의 신중한 처방과 투약 그리고 가족들의의 지극한 간호에도 불구하고 병세는 조금도 차도가 없었다.

그리고 얼마 후 퇴원하는 것이 좋겠다는 병원 측의 통보가 내려졌다. 그것은 사실상 치료 불가선언이었다. 서 씨는 하늘이 무너지는 것 같았다. 병을 고치려고 찾아간 병원에서 오히려 사형선고를 받은 셈이었다. 퇴원 통보 한마디에 모든 희망이 일시에 사라져 버린 것이다. 종합병원의 유명한 의학박사도 간경화 환자인 서 씨에게는 아무런 도움이 되지 않았다.

퇴원을 한 서 씨는 자포자기한 상태로 불안한 나날을 보냈다. 이런 저런 약이 좋다는 이야기를 해 주는 사람들은 많이 있었지만 신빙성은 없었다. 그렇게 절망 중에 있던 서 씨는 우연히 간질환을 완치시킨다는 소문을 듣고 본 약국을 찾아왔다.

거의 절망적인 상태였던 서 씨는 소생할 수 있다면 어떤 처방이든 따르겠다는 결심하고 있었으므로 필자가 내려준 처방을 성실하게 따랐다. 단백질을 철저하게 금하고 본인의 처방에 따라 성실하게 약을 복용했다. 치료를 시작하고 나서 점차 차도가 생기는 것을 느끼자 완치될 수 있다는 확신을 갖게 되었고, 신뢰를 가지고 처방에 따랐다.

그리고 6개월 후, 서씨는 간경화가 완치되었다는 판명을 받아냈다. 6개월 전 자신에게 치료불가선고를 내렸던 바로 그 병원에서.

❖ **김진갑** (남 53세: 경기도 부천시\간경화, B형간염)

그가 우리 약국을 방문한 것은 봄날의 기운이 완연해가던 97년 4월의 일이었다. 당시 김씨는 병색이 짙은 얼굴에 기운이라고는 하나도 찾을 수 없는 중환자의 모습이었다. B형 간염이 오래 되서 간경화까지 이른 그는 병원을 전전하다 결국 우리 약국까지 오게된 것이었다. 우선 몸의 기운을 돋우는 일이 중요했다. 식이요법과 약을 병행하면서 몸의 면역력을 키우기 시작했다. 약 6개월에 걸친 투약과 치료 끝에 얼굴의 붓기가 빠지고 병원검사 또한 정상으로 나와 완치되었다.

❖ **신순규** (여 61세: 경남 거창군\B형간염, 간경화)

　　　　5년 동안의 오랜 간염으로 고생하던 신순규 씨가 남편과 함께 약국을 방문한 것은 97년 9월의 일이었다. 신씨는 간염 때문에 오랫동안 고통받아 왔다고 했다. 만성간염을 앓기 전엔 간염이란 것이 이렇게 무서운 병인 줄 몰랐다고도 했다. 병이 호전되는가 싶으면 금세 또 악화되고, 안아픈 데 없이 이곳저곳이 아프니 무기력해지고, 생활이 말이 아니라고 했다.

　　　　그리고 막상 약국을 찾아와서도 오랜 투병생활 때문인지 별다른 기대를 보이지 않았다. 병에 지쳐, 약에 지쳐 모든 희망을 버린 듯했다. 즉시 처방과 투약을 실시했다. 약 6개월간 치료를 받은 후 그녀는 5년간 괴로워하던 간염의 고통에서 완전히 회복되었다.

❖ **김영택** (남 41세: 경기도 하남시\지방간, 당뇨, 고혈압)

　　　　98년 2월 하남시에서 올라온 김영택 씨는 지방간과 당뇨, 고혈압 환자였다. 이들 병은 서로 영향력을 미쳐 간에 지방이 끼면 지방간이 되고, 혈관에 지방이 흘러 들어가게 되며 따라서 혈압이 높아져 고혈압이 된다. 당뇨 역시 이런 몸의 불균형 속에서 발생할 확률이 높아지는 것이다. 몸의 불균형을 일으킨 원인을 찾아 체질을 변화시키고 원인 장기를 치료하는 방법을 김 씨에게도 적용했다. 육류와 단백질 식품 금지, 적은 식사량, 금주 등의 식이요법을 따라하기가 쉽지 않았지만 그는 6개월간 열심히 처방을 따랐고 그후 만족할 만한 치료효과를 경험했다.

❖ **표월명** (여 65세: 충남 홍성군\B형간염, 간경화)

99년 1월 남편, 자식과 함께 약국을 방문한 표월명 씨는 배에 복수가 가득 찬 간경화 환자였다. 복수 즉 배에 물이 차는 일은 간경화에 흔한 증상으로 배꼽의 피부가 얇아져 안의 압력을 이기지 못하고 툭 튀어나오기도 한다. 흔히 다리부종을 동반한다. 약국을 찾았을 때 남씨는 B형 간염에서 간경화로 발전돼 배에 복수가 가득했다. 약을 복용한 지 1개월 후 복수가 점차 가라앉고 2달이 지나자 눈으로도 배가 내려앉은 깃을 확인할 수 있었다. 현재 그는 복수를 제거하고 간경화 치료 단계를 밟고 있다.

❖ **혁대 아버님** (남 70세: 전남 장흥군\뇌동맥경화, 치매현상)

치매는, 본인은 천국이요, 식구들은 생지옥을 경험하는 병이라 한다. 그만큼 가족들의 고생이 심하다는 뜻이다.

3년 전 가족과 함께 약국을 찾은 그는 뇌동맥경화에 치매현상까지 보이는 환자였다. 병원에서는 2개월 시한부라는 진단을 받은 상태였다. 죽음을 선고받은 사람, 그에게 살 수 있다는 희망을 주면서 치료를 시작했다. 나이가 있는 만큼 빠른 회복은 기대하기 힘들었지만 1년간 치료를 하면서 차츰 병이 호전되는 것을 볼 수 있었다.

현재 그는 2개월 시한부 인생을 훨씬 넘어 식사나 일상생활에 큰 지장 없이 건강하게 생활하고 있다.

❖ **정태성** (남 55세: 서울 영등포구 문래동 / 간 경화)

전혀 다른 병 때문에 입원을 했다가 간질환이 판명되는 경우가 있는데 정태성 씨가 바로 그런 경우였다.

평소 건강한 편이었던 정 씨는, 담석 제거 수술을 받기 위해 실시하는 기본적인 검사를 받던 중 예상치도 않았던 간경화증이 발견되었다. 그것도 경화가 아주 많이 진전된 상태여서 병원에서는 손을 써볼 엄두를 내지 못하는 상황이었다. 이미 담석 정도는 문제가 되지 않는 상태가 되어 버린 것이다. 간경화로 죽어 가는 사람에게 담석 제거는 의미가 없었다. 결국 담석증 제거 수술조차 받지 못하고 퇴원하고 말았다.

퇴원 후 정 씨와 가족들은 절망에 빠졌고 본색을 드러낸 병세는 급격하게 악화되었다. 병문안을 온 친지들은 누구나 정 씨의 소생 가능성이 전혀 없다고 여기고 마음의 준비들을 했다. 주변의 그런 기미를 알아챈 본인 역시 삶의 모든 의지를 상실했고, 급기야는 혼자 일어날 수 없을 정도로 쇠약해져 버렸다.

그러나 그런 가운데도 마지막까지 길을 찾아보려고 시도하는 사람이 있었다. 필자의 이야기를 들은 친척 중의 한 사람이 정 씨를 억지로 일으켜 세워 약국까지 데리고 온 것이었다. 짐작컨대 두 사람 다 지푸라기를 잡는 심정이었을 것이다.

이미 다른 방도는 없다고 생각한 정 씨는 필자의 처방에 따라 치료를 시작했다. 필자의 진단으로 정 씨의 간경화는 충분히 치료될 수 있다는 확신이 선 상황이었다.

그리고 필자의 확신대로 투약 3개월만에 완치되었을 뿐만 아니라, 담석제거 수술까지 받은 후 건강하게 살고 있다.

❖ **성승용** (남 15세: 충북 제천시 / 간 경화)

정승용 군은 간이식 수술을 해야만 살 수 있다고 최후 판정을 받은 간경화 환자였다. 어떻게 이렇게 어린 소년에게 간경화가 왔는지 참담하고 딱한 노릇이었다.

게다가 간이식은 일반 수술처럼 유능한 의사가 있다고 해서 되는 것도 아니다. 엄청난 이식 비용을 마련하는 것은 둘째 문제이고, 이식할 간을 구하는 것이 쉽지 않기 때문이다.

형편이 어려운 정 군의 부모들로서는 하늘이 무너지는 캄캄함과 함께 자신들의 가난을 원망하고 자책해야 했다. 하지만 그렇다고 눈앞에서 죽어 가는 아들을 속수무책으로 바라만 보고 있을 수만은 없었다. 부모로서 할 수 있는 최선의 방도를 찾아야 했다.

정 군의 부모는 자신들의 힘이 닿을 수 있는 한도에서 용하다는 병원과 약국을 수소문하고 알아보던 끝에 마침내 필자에게 오게 되었다.

아들이 간경화로 죽어가고 있다는 정 군 부모의 이야기를 들은 필자도 안타까움을 금할 수가 없었다. 그렇지만 정 군의 간경화는 수술을 하지 않고도 고칠 수가 있을 것 같았다.

필자는 부모의 심정으로 정 군의 상태를 보고 최선을 다해 약을 지어 복용케 했다. 이 처방으로 고치지 못하면 아까운 목숨 하나가 채 피어보지도 못하고 시든다고 생각하니 어느 때보다 완치하고자 하는 마음이 절실했다.

그래서였는지 간이식을 해야 살 수 있다던 승용이는 투약 7개월만에 완치되어 새 삶을 찾았다. 아마 화학적인 약의 힘이 전부는 아니었을 것이다.

정말 어느 환자의 완치 때보다 뿌듯하고 보람된 치료였다.

❖ **윤장명** (남 55세: 서울시 노원구 상계동\중풍, 뇌종양, 간경화)

윤장명 씨는 처음 필자를 만났을 때 힘이 없어 걷기조차 어려웠던 환자였다.

윤 씨는 간경화, 뇌종양 등으로 인해 병원으로부터 인간의 의술로는 어렵다는 선고를 받은 사람이었다.

인간 의술에서 소망을 잃은 그는 최후의 도움을 구하기 위해 기도원으로 들어갔다. 인간의 의술을 뛰어넘는 하나님의 은총을 구하기 위해서였다.

기도원에는 여러 병을 앓는 환자들이 많이 온다. 윤 씨처럼 하나님의 기적을 최후의 보루로 생각하는 기독교인들이 모여들기 때문이다. 그래서 각종 병에 좋다는 약이나 용한 의사 그리고 유명한 병원 등에 대한 정보들이 많은 곳이기도 하다. 거기에서 윤 씨는 필자에 대한 이야기를 듣게 되었다.

윤 씨는 잠시 기도원에서 내려와 필자를 찾아왔다. 한 가지 병을 고치기도 어려운데 간경화에 중풍, 거기다 뇌종양까지 겹쳐서 정말 완치하기 어려운 환자였다. 체력도 많이 약해진 상태여서 치료 기간도 상당히 많이 걸릴 것 같았다.

어쨌든 윤 씨는 사람이 주는 마지막 처방이라고 생각하고 필자가 지어주는 약을 받아갔다. 그리고 기도원에서 기도와 함께 필자가 처방한 약을 복용했다. 필자가 조제한 약에 기도가 한 가지 더 처방된 셈이었다.

약을 복용한 지 8개월이 지나자 간경화와 간염이 완전히 나았다. 뇌종양도 사라졌다. 완치되지는 않았지만 중풍 역시 상당히 호전되었다고 들었다.

❖ **홍석환** (남 47세: 서울 광진구 성내동\ 고지혈증, 심장 동맥경화, B형 간염 바이러스)

    병은 하나를 얻어 완전히 치유하지 않으면 그 친구가 따라 오기 마련이다. 약국을 찾은 홍석환 씨는 고지혈증에 심장 동맥경화 그리고 B형 간염을 동시에 앓고 있었다. 그런 홍씨가 3개월에 걸친 투약 끝에 항체가 생기고 모든 병이 다 나았다는 진단을 받았다. '모든 병은 치유될 수 있다' 는 말을 믿으려 하지 않았던 그가 거듭 감사하다는 말을 남기고 약국을 나설 때 약사로서 깊은 보람을 느꼈던 기억이 난다.

❖ **장진복** (남 45세: 부천시 소사동\간경화)

    장진복 씨는 전형적인 간경화 환자였다. 장씨의 증상은 겉보기에도 매우 심각했다. 얼굴 전체에 발진이 보이고 피부가 매우 거칠어져 있는 상태였다. 그리고 기가 허해져 곧잘 쓰러지기까지 했다.

    그는 그동안 시도해보지 않은 방법이 없을 정도라고 말했다. 유명하다는 병원, 약국을 돌면서 이 약, 저 약 먹어봤지만 별다른 효과를 보지 못한 경우였다. 그에게 지방간의 원인과 우리 약국만의 치료원리를 설명했을 때 그는 놀라는 눈치였다. 다른 곳과는 달리 고단백 음식이 배제된 식이요법에 충격을 받은 듯했다. 결국 지방간 환자였던 그는 4개월만에 환자가 아닌 정상인이 되어 건강한 삶으로 돌아갔다.

❖ **이양호** (남 45세: 서울 노원구 중계동\만성 알레르기)

　　알레르기는 사람마다 원인이 되는 물질이 다르고 증세의 경중도 차이가 난다. 95년 7월 21일 이양호 씨는 알레르기로 인해 약국을 방문했던 환자다.

　　당시 그는 온몸에 붉은 발진이 생기고 가려움증을 느끼고 있었다. 특히 상체, 얼굴에 많아 대인관계에도 불편함을 느끼고 있었고 겨울에는 더 심해져 바깥 출입이 힘들 지경이었다. 이런 피부병의 경우 원인을 찾아 근본적인 치료를 하지 않으면 재발하는 확률이 매우 높다. 이 씨에게 식이요법을 실행하고 약을 복용한지 6개월만에 그의 온몸을 덮고 있던 발진이 사라지고 알레르기도 완치되는 효과를 얻었다. 장기적인 치료로 체질을 개선하고 원인을 찾아 근본적인 치료를 한다는 점이 주효했던 경우였다.

❖ **장화익** (남 51세: 서울\췌장염, 담낭염)

　　장화익, 그는 췌장염, 담낭염으로 3차 수술을 준비중인 환자였다. 이미 2차례에 걸친 수술로 기력이 쇠잔해진 상태였다.

　　평소 술을 즐기던 그는 뒤늦게 췌장, 담낭의 이상을 발견해 수술을 2번이나 하고도 완치를 보지 못했다. 3번째 수술을 하려던 그가 우연히 우리 약국의 소문을 듣고 찾아온 것이다.

췌장염, 담낭염이 생기는 이유, 치료법 설명을 듣던 그는 결국 수술이 아닌 식이요법과 이곳의 조제약으로 투병을 시작했다. 그의 선택이 헛되지 않아 결국 5개월만에 완치되었다.

❖ **유철수** (남 40세: 충북 청주시\간경화, 간염, 정신병)

필자를 찾아왔던 97년 당시 유철수 씨는 20여 년간 간염을 앓아온 만성 간 질환자였다. 병력이 생긴 지 20년이 지나는 동안 할만한 처방은 다했다고 해도 과언이 아닌 상황이었다.

전국의 좋다는 약국, 용하다는 병원 등을 거의 다 찾아다닌 것은 물론이고, 좋다는 민간요법까지 안 해본 것이 없었다. 하지만 그렇게 노력했는데도 병이 전혀 낳지 않자 온 신경이 예민해질 대로 예민해져 있는 상태였다. 게다가 용하다는 의사들이나 약사들의 처방과 좋다는 약재를 구입하면서 너무나 여러 번 속고 사기를 당했기 때문에, 상대방을 잘 믿지 않고 의심이 많은 사람이 되어 있었다.

본인뿐만 아니라 20년 동안 남편의 병시중을 들며 살아온 유 씨의 아내 역시 의사와 약을 믿지 않기는 마찬가지였다. 그동안 얼마나 시달렸는지 '약' 소리만 들어도 넌더리를 냈고, 더이상은 어떤 약도 쓰지 않겠다고 결심한 것처럼 보였다. 그러나 그보다 심각했던 것은 남편의 병시중과 신경증에 지쳐 부부 사이가 멀어지고 냉담해진 것이었다.

필자에 대한 소문을 듣게 된 것은 그렇게 정신적 육체적 괴로움을 동시에 겪고 있던 때였다.

처음 유 씨는 필자가 간 환자들을 완치시킨다는 소문을 거의 믿지 않았다. 그 동안 자신이 찾아다닌 의사와 약사들 역시 다 간환자들을 완치시킨다고 소문이 난 사람들이었는데도 약값만 날렸을 뿐 전혀 차도가 없었기 때문에, 이번에도 그러려니 했던 것이다.

그렇지만 일단 필자의 이야기를 들은 이상 고민을 하지 않을 수 없었다. 삶에 대한 인간의 욕구는 지난날 실패의 경험들을 초월할 만큼 강렬한 것이기 때문이다. 여러 날을 번민 속에 빠져 있는 유 씨는 '이제 정말 마지막으로 속는 것이다'라는 생각으로 필사를 찾아왔다.

일단 찾아오긴 했으나 필자가 아무리 완치의 확신을 주어도 잘 믿으려고 들지 않았다. 이야기를 하면 할수록 오히려 의심은 더 깊어갔다. 지난날 만났던 의사·약사들에 대한 기억이 되살아났기 때문이었다.

일단 치료를 받기로 결정하고 투약을 하면서도 신경은 날로 날카로워져만 갔다.

새로 시작한 치료에 대한 긴장감과 또 실패하면 어쩌나 하는 불안감 때문이었는지 불면증과 정신불안 증세까지 심화되어 갔다. 그런데다 유 씨의 불안 증세와 불화를 이겨내지 못한

부인이 마침내 이혼소송을 제기하고 나왔다.

막 치료를 시작한 필자 역시 괴롭고 곤혹스럽기는 마찬가지였다.

신경불안 증세가 심해진 유 씨가 하루에 보통 4-5회씩 전화를 해 오는 것이었다. 방금 전에 물었던 말을 되풀이해서 묻고 또 묻는 전화였다. 약국에서 쉴새 없이 환자들을 대하고 상담을 해야 하는 필자로서는 정말 피곤한 일이 아닐 수 없었다. 그렇다고 치료하고 있는 환자에게 화를 내거나 절망감을 안겨 줄 수도 없어서, 가능한 한 친절하게 전화를 받고 안정을 시키려고 노력했다. 그리고 심리적 육체적 안정과 치료를 위해 교회에 나갈 것을 적극 권유했다.

길고 지루한 싸움을 계속해온 유 씨에게 치료 효과가 나타나기 시작한 것은 약 복용 5개월 째부터였다. 병세가 호전 기미를 보이자 본인은 물론이고 부인이 너무나 놀라워했다. 부인은 그 때까지도 또 한번 속는 것이라고 생각하고 있었던 것이다.

남편의 병세가 호전되고 정신적 심리적으로도 안정을 되찾자 부인은 이혼소송을 취하했다. 그 때부터는 필자의 처방을 믿고 투약과 식이요법에 더욱 적극적이 되었고, 교회에도 열심히 나가 신앙심도 깊어져 갔다.

결국 유 씨의 간염과 간경화는 8개월만에 완치됐다. 본인과 부인은 기적이 일어난 것처럼 기뻐했다. 20년을 시달려온 병마에서 놓여났으니 그럴 법도 했다. 완치 판명이 난 후에도 약 2개월 정도 더 투약했더니 정신병까지도 사라졌다.

불행이 한꺼번에 겹쳤듯이 행운도 겹치는지 얼마 안 있어 유 씨는 직장에서 승진까지 했다. 얼마 전 부인은 차를 샀다며 흥분한 목소리로 전화를 해 왔다. 보통 사람에게는 아무것도 아니지만 간질환으로 시달리던 두 사람으로서는 생각도 할 수 없는 일이었던 것이다. 전화를 받은 필자 역시 진심으로 축하하고 기뻐해 주었다. 간질환으로 인해 파탄 직전까지 갔던 유 씨의 가정에 병의 완치와 함께 행복이 찾아든 것이다.

처방도 효과가 있었겠지만 하나님의 성령이 역사한 것이 틀림없었다.

❖ **최성호** (남 28세: 충남 대전시\아토성 피부염)

최 씨는 태열로 28년간을 시달린 환자였다. 나면서부터 심한 가려움과 발진으로 최 씨를 괴롭힌 태열 증상은 거의 태생적인 피부병으로 보아야 했다.

다른 난치병 환자들과 마찬가지로 최 씨 역시 유명한 의사와 약사 그리고 한의원을 찾아 전국을 돌아다녔으나 허사였다.

나이도 20대 후반이라 결혼을 준비할 때가 되었지만, 여자를 만나는 것조차 꺼려지고 자신이 없는 상황이라, 심리적으로도 위축이 되어가고 있었다.

그런 최 씨가 필자를 찾아온 것은 97년, 완치되는 것을 반쯤은 포기한 상태였다. 피부병이라고 해서 피부 표면에 문제가 있는 것이 아닌 만큼 근본적인 장기 치료를 시작했다.

약을 복용한 지 4개월이 지나자 최 씨의 태열이 거짓말처럼 없어졌다.

근본적인 원인이 되는 장기의 치료와 식이요법으로 태생적 피부병이 완치된 것이었다.

❖ **이순보** (남 48세: 경기도 안양시\간염, 간경화, 간암)

이순보 씨는 간염, 간경화 환자로 병원을 오가며 오랜 동안 치료와 관리를 하고 있던 사람이었다. 개인 사업을 하고 있어서 오래도록 입원을 할 형편이 되지 못했던 것이다. 간 질환자이면서 건강한 사람도 견디기 힘든 정도의 스트레스를 받으며 사업을 꾸려 나가자니 이중삼중고에 시달려야 했다. 그렇다고 사업을 정리하고 편안하게 치료를 받을 만한 여유가 있는 것도 아니었다.

그래서인지 발병 직후부터 꾸준히 치료를 해왔는데도 불구하고 간경화가 계속 악화되어 간암으로 번졌다는 진단을 받았다. 병원의 처방에 따라 오랜 기간 동안 계속해서 치료를 받아온 이 씨로서는, 질병이 낫기는커녕 더 악화되었다는 사실을 납득할 수가 없었다.

간암 발병 진단에 절망감이 밀려들자 사업조차도 아무런 의미가 없는 것 같았다. 그렇게 실의에 빠져 모든 일에 손을 놓고 있던 차에 이 씨는 필자에 대한 이야기를 듣게 되었다. 이 씨는 망설이지 않고 당장 필자를 찾아왔다. 간염에서 간암으로까지 번졌으니 치료에 한 시가 급했던 것이다.

다행스럽게도 이 씨는 투약 3개월만에 간염이 나았으며 간경화도 상당히 좋아졌다. 간암 종양까지 완전히 없어진 것은 아니었지만 더이상 커지지 않는 상태로 서서히 치료되고 있으며, 기력도 많이 회복되었다.

이제 이 씨는 전보다 더 열심히 사업을 이끌어 나가고 있다.

❖ **정상모** (남 56세: 서울시 노원구 미아동\간염, 간경화, 비염)

정 씨는 간염에서 간경화로 전이된 환자였다.

병원에서 오랜 기간을 치료하는 동안, 약 기운에 손톱 발톱이 다 죽어 버렸고 얼굴도 새까맣게 변해 마주보기가 민망할 정도로 참혹했다. 게다가 비염 증세까지 가세해 후각이 마비되기 시작하더니 급기야 냄새를 전혀 맡지 못하게 되는 상황에 이르렀다.

이런 상태가 된 정 씨가 필자를 찾은 것이 97년이었다.

간의 상태가 아주 심각하고 약물 복용을 많이 해서, 필자의 투약이 잘 들을지 의문스러웠으나 조심스럽게 치료를 시작했다.

예상했던 것처럼 빨리 효과가 나타나지는 않았지만, 일단 치료의 기미를 보이기 시작하자 여러 부분에서 가시적인 치료의 징후들이 보이기 시작했다.

약복용 7개월이 되자 마비되었던 후각이 열려 냄새를 맡을 수 있게 되었다. 또 하루가 다르게 늘던 흰머리도 차츰 없어졌을 뿐만 아니라 검은머리가 나기 시작했고, 체중도 5kg이나 늘었다.

무엇보다 다행인 것은 양기를 회복한 것이었다. 어느 날 전화를 해온 정씨는 그 동안 양기부족으로 부부생활이 원만하지 못하고 위축감을 많이 느꼈는데, 간이 치료되면서 서서히 발기가 되기 시작했다며 흥분했다. 이제 사는 데 자신이 생기고 힘이 솟으니 어떤 일도 해낼 수 있을 것 같다며 기뻐했다.

요즘 정 씨는 술자리에서 친구들이 술을 권하면 무심결에 손이 나가려고 하는 것이 걱정일 정도로 건강하고 유쾌하게 살고 있다.

❈ **김진숙** (여 48세: 광명시 하안동\B형간염, 간경화)

김진숙 씨는 전형적인 B형간염 환자였다. 그가 노랗게 뜬 얼굴로 약국을 찾아왔을 땐 이미 한참 간경화로 진행이 되어

가고 있는 중이었고, 당시 김 씨는 3년이라는 오랜 투병생활로 심신이 모두 지쳐있는 상태였다.

병을 치유하고자 하는 의지가 강해서 이병원, 저병원, 좋다는 약은 모두 다 써봤지만 시간이 갈수록 본인이 간염 환자이고 병이 악화되서 점점 죽어가고 있다는 사실만 확인할 뿐이었다.

김 씨는 약국에서 처방해 주는 약과 식이요법을 아주 충실히 이행해 나갔다. 낫고자 하는 마음이 남달랐던 것으로 기억된다.

6개월간을 그렇게 치료를 받은 후 병원에서 진찰을 한 결과 간염 바이러스가 사라지고 항체가 생기는 결과를 얻게 되었다. 김 씨를 보아오던 의사가 깜짝 놀랄 정도였다고 하니 병자를 도와주는 약사로서도 보람이 참 컸다.

❖ 기타

1부에서 언급된 서울 은평구에 살던 하동환 씨와 호선균 씨도 기억나는 환자들이다.

하 씨는 필자에게 올 당시 병원에서 몇 달 못 살 것이라는 죽음의 선고를 받은 중증 간경화 환자였으나 완치되어 지금까지 잘 살고 있다.

주변으로부터 부의금까지 받았던 하씨를 살린 것은 필자의 능력뿐이 아니라 하나님의 은총과 가호가 있었기 때문이라고 믿는다.

병원에서의 치료에도 불구하고 오래도록 자신을 괴롭히던 B형 간염 바이러스가, 필자의 처방으로 비로소 없어진 것에 대해 '거 참 이상하다'며 중얼거리던 호 씨도 잊혀지지 않는다.

B형 간염 바이러스가 없어지자 중증 간염과 간경화가 말끔히 치료되었다.

그들이 병 없이 오래오래 살기를 기원한다.

8부

무병장수를 위한
자가면역력 증강법의 원리

- 무병장수의 기초
- 병을 만드는 요인들
- 화학가공식품 왜 해로운가
- 생야채식의 이론과 효능

무병장수의 기초

육식을 적게 하고 채식을 많이 하라

"돈을 잃는 것은 적게 잃는 것이요, 명예를 잃는 것은 크게 잃는 것이요, 건강을 잃는 것은 모든 것을 잃는 것이다."

사람이 태어날때부터 육식이 아닌 채식주의자라는 사실은 신체구조적으로 긴 장의 길이가 입증해 주고 있다. 또한 육식을 많이 하게 되면 동물성 지방과 단백질의 콜레스테롤로 인하여 동맥경화의 우려가 높으나 식물성 단백질과 지방은 콜레스테롤이 없고 그 불포화 지방산은 오히려 동맥경화증을 치유하기도 한다.

옛날 우리 조상들 중에도 무병장수하고자 한 사람들은 정기가 좋고 물이 맑은 깊은 산 속에 들어가서 신체를 다듬었다. 그들은 세속의 음식 대신 산 속에서 나는 풀뿌리 나무열매 나무껍질 나뭇잎 등의 초근 목피로 연명하면서 생활하였다. 그처럼 선지자들의 무병장수 비법은 지극히 평범했다. 따라서 육식보다는 자연식인 채식이 무병장수에 훨씬 더 도움이 되는 것이다.

자연의 당분을 많이 섭취하라

가공된 단것을 적게 먹고 자연의 당분을 많이 섭취하는 것이 건강에 좋다. 백설탕과 백미를 많이 먹는 것은 몸에 나쁘다는 것을 다 알면서도 현미식 실천을 하지 못하고 있다. 백미는 자연의 영양분이 없어져 나쁘며 현미나 통밀가루는 자연의 영양분이 살아있기 때문에 우리 몸에 유익하다. 흰 설탕, 백미, 흰 밀가루는 우리 몸에 들어가서 다시 몸속의 영양분과 화학반응을 일으켜 흡수 또는 배설이 되므로 지나친 섭취는 몸에 해로운 것이다.

즉 쌀밥을 먹으면 몸속에서 소화되어 전화당이 되었다가 포도당이 되어서 에너지로 흡수된다. 그러나 자연의 당분(과당)은 인슐린이 없어도 직접 몸에 흡수가 된다. 그렇다고 한꺼번에 너무 많이 먹는것도 좋지 않다. 아무리 자연의 과당이라도 인체의 흡수에도 한계가 있기 때문이다.

먹는 방법은 농약이 없다면 과실 껍질에 영양분이 많이 들어있기 때문에 껍질째 먹는 것이 좋다. 또 섬유질도 많아서 좋다. 한편 살구씨, 복숭아씨를 핵과라고 할 수 있는데 특히 이 과일은 체내의 독성을 배출시켜 주는 작용을 한다. 그러나 이러한 과일도 사람에 따라 몸에 잘 맞고 맞지 않기도 한다. 배를 좋아하는 사람, 사과를 좋아하는 사람, 딸기를 좋아하는 사람, 포도를 좋아하는 사람 등 각각이기 때문이다.

적게 먹으면서 오래 씹어라

모든 음식은 적게 먹고 오래 씹어야 한다.

지금도 지구촌 일부에서는 식량이 부족하여 많은 사람들이 굶어 죽어간다고 보도되고 있다. 그러나 식량이 풍부한 나라에서는 오히려 사람들이 음식을 너무 많이 먹어 병에 걸려서 일찍 죽는다고 한다. 일찍이 미국 상원위원회에서 미국인들이 건강이 나쁘고 병이 너무 많다며 막대한 예산을 들여서 원인 규명을 했는데 결론은 잘못된 식생활 습관 때문이라는 것이었다.

육식, 미식을 너무 많이 하여 스스로 병을 만들고 빨리 죽어가고 있다는 것이다. 우리는 TV와 라디오, 신문 등 매스미디어를 통해 자연식을 하면 건강에 더 좋다는 이야기를 자주보고 듣고 하고 있다. 그래서 소식(포만감의 80% 정도)을 하고 섬유질이 많은 것을 자연 그대로 전체식을 하면 인체의 자가면역력이 배가 된다는 사실도 알게 되었다. 그리고 입안에 들어간 음식을 50~100번 정도 잘 씹어 먹으면 소화가 잘되며 영양분의 흡수도 잘 된다는 사실도 알게 되었다. 음식을 잘 씹어 먹으면 소화뿐만 아니라 침의 놀라운 살균작용과 함께 면역력이 강화되며 구강운동도 그만큼 많이 되는 것이다.

그러나 문제는 실천이다. 실천하지 않으면 무병장수와는 아무런 관련이 없는 지식이 될 뿐이다.

번민하지 말고 숙면을 취하라

사람들이 즐겁고 행복해 할 때는 얼굴표정에 나타날 뿐만 아니라 혈액순환도 잘된다. 즉 엔돌핀이 잘 분비된다. 그러나 놀라거나 나쁜 말을 듣거나 근심을 하게 되면 곧 밥맛이 떨어지고 맥이 풀린다.

혈액순환이 잘 안되니 얼굴 표정도 좋을리가 없다.

물약유희(勿藥有喜)라는 말이 있다. 의약물에 의존하지 말고 항상 유쾌한 생활을 하라는 것이다. 약물을 많이 복용하는 것은 건강을 도리어 해칠 수도 있고 근본적으로 해결이 되지 않는다는 뜻이다. 바로 약이면서 독이될 수도 있는 약의 양면성 때문이다. 그러므로 마음을 안정시키고 즐겁고 행복하게 생활하는 것이 건강의 근본이 된다는 말이다.

동양사상에 일체유심조(一切唯心造), 즉 세상만사는 사람의 마음먹기에 따라서 좋게도 되고 나쁘게 되기도 한다는 말이 있다. 요새말로 매사에 긍정적인 사고를 하자는 것이다. 그러므로 번민하지 말고 항상 기쁘고 즐겁게 인생을 살아가라도록 하라.

그리고 사람은 왕성하게 움직이고 활동하는 것도 좋지만 그것도 무턱된 것보다는 조화가 있는 것이 좋다. 인간 동작은 그 자체가 늘 긴장 상태이므로 리듬을 조절하기 위해서는 이따금 긴장을 풀어야 한다. 그러기 위해서 휴식이 필요한 것이다. 즉 일을 하다가 쉬기도 하고 앉아서 호흡을 조절하며 긴장을 풀기도 해주어야 하는 것이다.

건강한 사람이라면 하루 종일 피로와 긴장을 푸는데 밤사이에 잠을 잠으로써 해결된다. 잠을 잘 때에는 생리상태가 일부 중단 되므로 혈액순환이 잘 되지 않는다. 이때에 요와 이불을 너무 두껍게 해서도 안되며, 잠자리의 온도를 너무 덥게 해도 체력이 소모되며, 너무 차게 해도 근육이 굳어진다. 따라서 실내 온도를 적당히 조절해야 하며 또 산소공급을 위하여 환기가 잘 되게 하는 것이 좋다.

휴식을 지나치게 취하거나 잠을 너무 오래 자면 오히려 피곤한 것도 이런 원리 때문이다.

화를 내지 말고 많이 웃어라

일상생활을 하면서 노하거나 흥분하는 것이 나쁘다는 것 또한 다 아는 사실이다. 한번씩 흥분할 때마다 그만큼 생리상태가 중단되거나 역행될 뿐만 아니라 체내의 내분비선에서 독소가 나오기 때문에 생리적 기능에 도움이 되지 않고 생명을 단축하는 방향으로 작용하기 때문이다. 흥분하거나 긴장하게 되면 인체의 모든 기관이 비상상태가 된다는 것은 의학적으로도 이미 알려진 사실이다.

노기 충천하다거나 살기를 띤다는 것은 그만큼 독소를 많이 내뿜기 때문에 타인의 눈에도 보이는 것이다. 남에게도 그러할진대 당사자의 몸은 얼마나 망가지겠는가.

전술한 일노일노, 일소일소(一怒一老, 一笑一少)라는 말처럼 노하면 노한만큼 늙어지고 한 번 웃으면 또 그만큼 젊어진다는 것이다.

욕심을 적게 가지고 많이 베풀어라

사람들은 누구나 살아가면서 무엇인가 하고자 하는 욕심이 있다. 그리고 사람들은 그 희망으로 삶의 보람과 성취감을 느낀다. 희망이 없는 사람은 죽은 사람과 같다. 그러나 자기의 분수를 모르는 지나친 욕심은 허례허식이라고 할 수 있는데 이 욕심은 건강을 해칠 뿐 아니라 타인의 조소를 면치 못한다. 그러므로 지나친 욕심은 억제하여야 한다. 즉 절제생활을 하여야 한다는 것이다.

'사람이 중심과 바른 바를 잊으면 모든 일을 이룰 수가 없고, 물건이 중심을 잃고 비뚤어지면 드디어 자체가 거꾸로 넘어진다'는 말이 있다. 그러므로 쓸데없이 욕심만 내는 것은 건강에 좋지 않으며 또 베풀수록 건강에도 유익하다.

이와 함께 좋지 못하고 쓸데없는 과거의 일은 빨리 잊어버릴수록 좋으며 잠은 충분하게 자야 그 다음 깨어나서 일을 잘할 수 있으며 땀도 적당히 흘리고 대소변도 잘 보아야 체내의 불필요한 독소들을 빨리 체외로 내보낼 수 있는 것이다.

또한 사람을 많이 사귀고 유쾌히 살면서 일상 생활에 있어서 는 활동을 많이 하면서 또 운동을 많이 하면 혈액순환이 잘 되기 때문에 강건해질 수 있는 것이다.

옷을 얇게 입고 목욕을 자주 하라

옷을 얇게 입고 목욕을 자주 하는 것이 좋다. 옷을 얇게 입으라는 말은 가능한 한 공기의 유통을 좋게 하여 산소의 공급을 많이 해 피부의 호흡을 잘하게 하라는 뜻이다. 이렇게 하여 인체 내에서 나오는 독소를 빨리 외기 중으로 분산시키라는 것이다. 만병의 근원이 되는 체내 독소를 체외로 빨리 배설하는 것이야 말로 무병장수 방법의 핵심이다.

독소의 체외배출은 수많은 성인병은 물론 노화방지, 암예방에 특히 유효하다. 암환자의 자연요법에는 풍욕이 제일이며 병원에서는 산소요법을 하는 것이 좋다는 것은 수차 강조했듯이 암세포가 산소에게 꼼짝못하는 혐기성 세포이기 때문이다.

그런데 사람들은 별로 춥지 않은데도 합성섬유의 옷을 몇 겹씩 끼어 입고 있다. 그것도 모자라 목도리를 하고 장갑까지 낌으로써 피부의 호흡을 완전히 막고 있다. 이런 측면에서 미니스커트는 건강에 좋다고 할 수 있다. 손목과 발목 부분에서 수시로 공기가 들어가게 하고 가능한 내의를 얇게 입거나 입지 않는 것이 좋다. 습관이 되면 가끔 찬 공기가 몸에 스며드는 것이 피부단련에도 도움이 된다. 이것이 습관화되면 감기같은 잔병치레는 하지 않게 된다.

겨울에는 더운 방에 있다가 가끔 밖에 나가서 찬 공기를 마시고 쐬는 것이 좋다.

목욕을 자주 하는 것이 좋은 것은 몸을 깨끗하게 하는 것도 있지만 목욕은 공기욕을 겸하고 있기 때문이다. 특히 여름의 야외 수영은 공기욕, 일광욕과 운동을 겸하는 목욕인 것이다.

목욕할 때에 최근에는 목욕물에 인삼 창포 쑥 솔잎을 넣어서 하는 사람들도 있다. 뭔가를 아는 사람들이다.

목욕을 하고 나면 얼굴에 윤기가 나고 피부도 매끄러워지는 것은 누구나 체험했을 것이다.

차를 적게 타고 많이 걸어라

　20~30년 전만 해도 가까운 곳은 물론 20~30리(8~12km) 거리쯤은 걸어서 다녔다. 그때문에 사람들이 그렇게 운동이 부족하지 않았고 대개 건강했다. 그런데 요즘은 버스정류장 하나 정도의 거리도 자가용이나 버스를 기다려서 타고 간다. 조금 걷는다면 굳어졌던 근육이 얼마나 부드러워질까? 또 아파트와 같은 고층 건물들이 많아 하루에 2~3회씩만 걸어서 오르내리면 건강에 도움이 될 터인데도 꼭 엘리베이터를 기다려서 타고 다니는 실정이다.

　또 지금은 교통수단이 빠르고 좋아져서 더욱더 사람들이 걷고자하지도 않고 걷지도 않는다. 그러므로 건강이 나빠지고 인내력이 약해졌다. 최근 신문보도에 따르면 우리나라 청소년들이 체격은 커졌는데도 끈기나 인내력은 오히려 몇년전보다 떨어졌다는 사실이 확인됐다. 그만큼 내공이 없다는 것이다. 따라서 생활 속에 운동을 겸하거나 늘 걸어다니는 습관을 갖는 것이 좋을 것이다.

　걸음은 사람이 자연으로 하는 전신조절 운동이다. 전신의 피로가 풀리고 혈액순환과 소화가 잘 되며 정신도 상쾌해진다. 그리고 외기를 쏘이므로 피부미용에도 도움이 된다. 신선한 공기를 마시러 산과 바다로 가서 걸어보자.

병을 만드는 요인들

❖ 과 식

현대인들은 음식을 잘못 먹거나 과식을 함으로써 스스로 병을 만들거나 자신의 생명을 단축하고 있는 것만은 사실이다. 그러므로 가능한 한 음식을 적게 먹고 활동을 많이 해야 한다.

구라파나 미국에서는 사람들이 우리보다 더 많이 음식을 먹어서 비대증과 성인병이 낳다. 사연식과 식이요법을 주장하고 있는 것도 그때문이다. 말하자면 병을 치유하는 것보다 식이요법을 실천함으로써 병을 만들지 말자는 것이다. 치료의학보다 예방의학을 주장하고 있는 것이다. 특히 요즈음 사람들이 즐기는 동물성 지방질의 과다섭취나 지나친 육식·비만 등은 성인병을 만드는 주요 요인들이다.

❖ 운동부족

사람은 동물이기 때문에 가능한 한 움직이고 활동하여야 한다. 여행등으로 12시간 이상 의자에 앉아 있거나 또 같은 자세로 의자에 오래 앉아 있으면 무릎뼈가 굳어지고 걸음을 잘 걷지 못한다. 그리고 같은 동작을 계속 많이 해도 면역기능이 떨어진다. 그것은 건강을 위한 운동이 아니고 오히려 건강을 해치는 노동이 된다.

현대인들은 또 자가용을 타거나 실내에서도 엘리베이터, 에스컬레이터를 타고 다니는 실정이다. 이것도 정도껏 하여야 한다. 시간 절약은 되지만 건강에는 해롭다. 어느쪽을 선택할 것인지는 독자들의 판단일 뿐이다.

❖ **흡연·지나친 음주**

최근들어 금연운동이 확산되고 있는 것은 좋은 일이다. 본래 담배는 원시인들이 산야의 맹수나 독사를 쫓기 위하여 태운데서 유래됐는데 문화인의 호기심에 따라 악습이 전래된 것이다.

담배의 연기는 독가스와 같이 맹독하여 폐와 심장의 기능을 마비시키고 모세혈관에 침입하여 헤모글로빈과 응고하여 혈행(血行)을 마비시킨다. 인후에 닿으면 즉시 기침을 유발시킨다. 인후를 지나간 연기는 뇌세포를 마비시켜서 뇌신경을 혼돈케 한다. 위벽에 들어간 담배연기는 위벽을 마비시켜서 소화불량을 일으킨다.

그러나 담배는 백해무익이라고 하지만 술은 적당히 마시면 건강에 좋다고 한다.

우리 선조들은 약주라는 말을 사용해 왔다. 취기가 없을 정도로 적게 마시면 약이 되지만 알콜성분이 인체, 특히 간장에 미치는 나쁜 영향은 의학적으로도 검증된 사실 아닌가.

❖ 과 로

사람은 생각하고 움직이는 동물이다. 그러나 분수에 넘치는 생각과 지나친 동작은 건강에 해롭다.

지나친 야심과 목표를 가지고 살거나 종일 밀어붙이고 일을 추진해 나가며 몸부림치는 생활을 하는 사람.

퇴근할 때도 사무실에서 일감을 많이 가지고 집으로 가는 사람.

좀 더 높은 위치에 승진하려고 더 많은 일을 하는 사람.

건강을 해쳐도 일을 계속 하는 사람들은 스스로 병을 만들고 있다는 사실을 빨리 깨달아야 한다.

❖ 지나친 긴장

긴장은 혈액의 콜레스테롤을 크게 증가시킬 뿐만 아니라 인체를 비상체계로 만들어 독소를 내뿜게 한다. 여러번 말했듯이 인체가 비상체계화 되면 순간적으로 체내 기능이 멎거나 역행하게 된다.

❖ **커피 과음**

　커피를 적당히 마시면 피로회복을 조절할 수 있지만 카페인은 진정작용과 흥분작용이 있으므로 과용하면 생리 기능을 저해하거나 마비를 가져온다.

　과음하면 또 변비가 생기고 소화장애를 유발시키며 흥분과 불면증에 걸린다.

　특히 커피를 술과 같이 마시면 심장 마비가 빨리 온다. 하루 6잔의 커피는 위험수위의 건강상태를 유발시킨다. 그러므로 심장질환 환자가 커피를 마시면 병이 악화되고 비정상적인 고통이 증가한다.

화학가공식품 왜 해로운가

　오늘날 문명을 자랑하는 선진각국 사람들은 식품공해에 직면하고 있다. 이것은 식생활에 있어 자연의 맛을 멀리하고 가공식품을 가까이 한 때문이다.
　우리들에게 늘 식품을 공급하는 상점에는 수많은 가공식품을 진열하고 있으며 이 모든 식품에는 법적으로 허용하고 있는 수백종 이상의 식품첨가물 중 몇 가지씩은 다 들어있다. 그리고 보기 좋게 포장하여 쌓아놓고 있다. 이것을 사람들이 일상적으로 사먹고 있다. 이 가공식품을 계속하여 먹으면 건강에 유익하지 못하다는 생각을 하면서도 먹어야 할 수 밖에 없는 현실이다.
　오염된 원료를 사용하고 각종 유해첨가물이 들어있는 가공식품은 더 위험하다. 그리하여 자신들도 모르는 사이에 각종 질병에 걸리게 되고 반건강인이 된다. 체격은 커졌는데 끈기와 인내력은 떨어졌다는 최근의 신문보도는 시사하는 바가 그래서 더욱 크다.

자신이 직접 만들어 먹는 식사 중에도 자신이 잘 모르고 또 알면서도 습관적으로 나쁜 것을 그대로 먹는 예가 많다.

그중에 3가지 백색음식이 있는데 이것을 3백이라고 하며 여기에 2백이 더 추가돼 5백의 식품이 그것들이다.

3백(三白)이란 백미(白米), 백설당(白雪糖), 백색화학조미료(白色化學調味料)이며 여기에 표백소맥분(漂白小麥分)과 정제백색염(精制白色鹽)을 합하여 5백(五白)이라고 한다. 오백이 건강에 얼마나 좋지않은 것인지 하나하나 짚어보자.

쌀밥(백미)

주식인 쌀밥의 원료인 쌀은 대체로 배아(胚芽), 배유, 과피(果皮)의 3부분으로 되어 있다. 영양의 보고인 현미는 이 3부분을 다 갖고 있다. 그런데 우리가 즐겨먹는 백미는 과피와 쌀의 핵인 배아가 없다. 말하자면 백미는 찌꺼기이며 배유뿐이다.

쌀은 형태적으로 외과피, 중과피, 내과피, 그레-베르층, 상, 하 전분층의 6층으로 되어있다.

외과피는 보호막인 바 이것은 황산, 질산, 염산, 가성소다 또 벤졸, 불화수소 등에도 침식하지 않는 화학적 특성을 갖고 있다. 참 불가사의한 일이다.

중과피 내과피는 단백질, 지방, 비타민류와 무기염류를 함유하고 있다. 이와같이 생명체에 없어서는 안되는 영양분을 제거한 백미는 집에 비유하자면 골격이 없는 집과 같다. 전분과 배유만인 백미는 한마디로 생명력이 없고 비둘기에 백미만을 주면 3주일 내에 죽는다. 따라서 생명과 건강을 유지하고자 한다면 이 생명의 원천인 현미를 잘 기억해 두어야 한다.

또 이것은 인체의 자가면역기능을 강화시키는데 가장 중요한 비타민류와 각종 미네랄류가 인간이 필요로 하는 양만큼 아주 적당하게 배합되어 있다. 창조주의 오묘한 섭리라고 밖에 할 수 없다.

물론 이런 현미는 농약을 전혀 사용하지 않은, 유기농법으로 지은 것이라야 한다.

백미의 해와 현미의 효능을 들어보면 다음과 같다.

❖ **백미의 해**

· 체력 저하

· 면역력 약화

· 위암의 발생률을 높인다.

· 각기병에 잘 걸리게 한다.

· 머리가 나빠진다. 판단력이 저하된다.(비타민 B결핍)

· 심장 장해 유발

· 혈관계 장해

· 비만증 · 당뇨병의 원인

· 간경화 · 뇌졸중의 원인

❖ **현미의 효능**

· 습관성 유산 예방

· 동맥경화 예방

· 노화방지

· 항암작용

· 빈혈방지

· 내분비액 조절

· 성능력 향상

· 위장장해 방지

· 혈압조절

또한 현미는 심으면 발아하지만 백미는 발아하지 않는다. 백미는 3개월이면 생명이 없어진다.

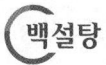
 백설탕

사탕수수, 사탕무에서 직접 짜낸 흑갈색 농축액을 당밀(糖蜜)이라고 한다. 그러나 문화인들이 보기 좋게 하기 위하여 이것을 정제하여 백설탕을 만들었다. 자연 그대로의 당밀은 미국의 유명한 영양학자 하우더 박사의 3대 영양식(당밀, 녹야채, 효모) 중의 하나이다. 그런데 문명을 자랑하는 현대인이 막대한 시설을 갖추고 머리를 짜내어 화학약품을 사용하여 보기 좋게 만들어 낸 것이 백설탕이다.

지구상의 식물 중 당질을 함유하고 있는 것은 많다. 각종 과실과 사탕수수, 사탕무 등이 있다.

식물체내에 있는 사연낭은 각종 비타민류, 미네랄군, 효소류, 단백질 기타 영양분들이 함께 들어있다. 이처럼 자연당에는 여러 가지 활성물질이 기묘하게 종합적으로 함유되어 있다. 그런데 백설탕을 만들 때에 자연당인 식물액체에 각종 화학약품을 넣어서 끓이거나 걸러서 당분을 표백한다. 이런 과정을 거치면서 백설탕에는 활성이 있는 자연의 여러 가지 영양분이 제거되고 말았다.

백설탕을 과다 섭취하면 어떤 해가 오는가를 우리들은 다 알고 있다.

이것을 과식하면 각종 성인병 유발과 함께 ▲내장의 무기력

▲생리기능의 둔화 ▲변비 발생 ▲위하수 발생 ▲사고력 저하. ▲충치, 골절이 잘 된다. ▲모발의 색이 변한다. ▲상습 유산을 한다.

또 백설탕을 많이 먹으면 혈액도 강산성으로 된다. 이것을 중화하는데는 체내의 칼슘, 비타민류를 다량으로 소모시키므로 체내 조직의 기능이 심하게 연약하게 된다. 면역기능이 떨어진다는 얘기다. 같은 원료로 만든 흑설탕은 큰 해가 없으며 각종 비타민류, 미네랄군, 효소류가 많이 들어있다. 이것은 영양의 밸런스가 맞기 때문이다.

그러므로 자연산 꿀, 흑설탕, 당밀, 과당, 포도당을 취하는 것이 건강에 유익하다고 할 수 있다.

화학 조미료

일본에서 시작된 조미료 글루타민산나트륨은 이를 발명한 이께다 박사가 '다시마는 왜 맛이 좋은가' 라는 딸의 질문을 받고 그 맛의 성분을 연구하게 되어 이께다 박사에 의해 1908년에 처음으로 다시마의 맛은 글루타민산이 주성분인 것을 알게 되었다.

그후 글루타민산에 탄산나트륨을 붙여서 수용성 결정체를 제조하는데 성공하였다. 이것이 바로 세계적으로 유명한 조미료의 시초이다.

그러나 당시 이께다 박사에 의해 제조된 조미료는 현재의 화학 조미료와 같이 인체에 그렇게 해로운 것은 아니었다. 그 때의 글루타민산나트륨은 밀가루에서 글루텐을 분리한 식물 단백질을 염산과 같이 끓여서 가수분해하여 얻은 글루타민산에 탄산나트륨을 붙여서, 일정한 수소이온 농도에서 미소(味素)의 결정체를 만들었다. 그 다음에는 좀 경제적으로 생산하기 위하여 기름을 짜 낸 탈지 대두박을 원료로 사용하였다. 그 후 제조업자들의 상업상 경쟁이 심해지자 이 식물성 단백질로 조미료를 제조하는 방법은 아무리 하여도 생산비가 높아 경제성이 있는 다른 제조 방법을 경쟁적으로 연구 개발하게 되었다. 그래서 나온 것이 합성 조미료인 것이다.

그런데 문제가 되는 것은 사용하는 원료에 있다.

합성화학 조미료의 원료에 들어있는 물질은 그 양이 극히 미량이라고 할지라도 몇 해 몇십 년을 계속하여 매일같이 음식에 사용한다면 몸에 좋을리가 없는 것만은 사실이다.

이 화학 조미료는 현재 자연식에 있어 삼백(三白)의 하나로 지목되고 있는 것이다.

자연염은 미네랄의 근원

우리들의 식생활에는 다량의 소금이 필요하다. 된장, 간장, 김치를 비롯하여 찌개, 죽, 생선구이, 나물, 국수의 맛에는 소금의 맛이 다 들어있다. 또 소금은 염산, 가성소다, 인조식초를 비롯하여 여러 가지 화학약품의 원료가 된다.

소금의 화학성분은 염화 나트륨이며 순수한 나트륨은 식염과는 다르다. 우리의 식생활에 사용하는 소금의 바른 개념은 해수를 농축하여 만든 고형물 전체를 말한다. 땅속에서 암반을 파내어 쓰는 일도 있다.

이 소금은 주로 염화나트륨인바 염화마그네슘, 염화칼슘, 황산마그네슘 이외에 옥소, 불소, 알르곤 등의 포유금속을 합하여 100종 이상의 미네랄을 함유하고 있다는 보고이다.

이 때문에 소금이 사람에게 옛날부터 지금까지 얼마나 중요한 것인가는 다 알고있다.

인간의 체액과 모체내의 양수 속에 들어있는 미네랄 즉 나트륨, 칼륨, 마그네슘, 염소 등의 구성 비율이 해수에 함유되어 있는 원소 비율과 거의 같다고 한다.

그런데 사람이 뱃속에 있을 때는 영양분이 부족하면 즉 무기질의 균형이 깨어지면 기형아를 낳게된다. 우리가 일상생활에 있어서 자연염을 매일 계속하여 섭취하면 이 밸런스가 유지된다. 그런데 일반가정에서 사용하는 정제한 식탁염에는 자연염에 함유하고 있는 여러 가지 미네랄이 거의 없다는 것이다.

병을 예방하고 건강을 유지하는데 있어 음식에 자연염을 사용하는가 또는 백색 정제염을 사용하는가 하는 것도 자가면역기능에 중요한 영향을 미친다.

소금을 먹는 방법

소금은 옛날부터 우리들의 일상생활에 없어서는 안되었다.

각종 음식의 맛과 보존에 필요할 뿐만 아니라 인체 혈액중의 무기물질의 성분 비율과 자연염에 들어있는 각종 미네랄의 성분 비율이 같다.

따라서 소금을 알맞게 잘 먹으면 자가면역력강화에 큰 도움이 된다.

몸이 마르고 허약한 사람들은 대부분이 저혈압에 저산증이다.

이런 사람들은 조석으로 2~5g정도 냉수에 타서 복용하면 위산이 증가함으로 소화가 잘된다. 그리고 뱃속이 편안하여진다. 이렇게 계속하면 식욕이 증진하고 혈액순환이 잘되어 저혈압도 나을 수 있다. 그리고 피로가 심할 때, 피부병, 통증에도 염분이 부족한 경우가 많다. 자연요법에서는 신경통, 디스크, 당뇨병, 심장병 등 대부분의 성인병에 유효하다고 권장하고 있다. 운동선수들이 땀을 많이 흘렸을 때나 피로할 때에 식염을 섭취하고 있다. 만약에 소금을 과도하게 취했을 때에는 생수나 야채·과일즙을 취하면 용이하게 불필요한 염분을 쉽게 배설시킬 수 있다. 그리고 인체는 염분만 필요한 것이 아니고 소금의 미량 원소가 더욱 필요하다는 것을 알아야 한다.

또 위경련이 일어났을 때 소금을 적당히 먹으면 가라앉는다. 위경련은 발한에 의하여 식염이 상실되어 위액이 묽게 되어 음식이 들어가도 소화가 안되므로 미주신경을 과도하게 활동시켜 위주머니를 수축시켜서 위액을 짜낼 때 나타나는 증상이다. 이때에 소금을 보충하면 원상으로 위의 작용이 회복된다.

물론 이럴 때의 염분은 천일염을 사용하여야 한다. 정제한 소금에는 미량원소가 없기 때문이다. 그러나 염분을 과도하게 섭취하면 신장이나 폐에 고장을 일으키고 신경통이나 류마티스의 원인이 되기도 한다. 특히 간장질환(간경화)자가 과다섭취하면 황달이나 복수가 올 수 있으니 이런 경우는 주의가 요망된다.

흰 밀가루(표백수맥분)

밀은 쌀과 함께 세계 각 지방에서 가장 많이 생산되고 있는 곡식 중의 하나이다. 따라서 밀가루는 인류의 식생활에서 가장 많이 소비되고 있는 식품의 원료인 셈이다.

소맥인 밀은 식물학상 일종의 과실이다. 밀은 과실, 종피, 외배유, 내배유와 배아로 형성되었다.

밀가루는 내배유만 박리하여 제분한 것이다. 소맥배아는 다른 곡물의 배아와는 성질이 달라서 분리가 잘 안되고 밀가루에 혼입하면 변질이 빠르다고 한다. 밀가루에 물을 넣어 반죽을 하면 물이 흡수된다. 그리하여 진흙을 이긴 것과 같이 된다.

이것은 밀가루의 전분질과 단백질 글루테인의 끈기에 기인된다. 물 속에서 이것을 계속하여 비비면 밀가루는 떨어져 나가고 밀단백질이 남게 된다.

밀가루에 글루테인이 많으면 끈기가 강하므로 강력분이라 한다. 글루테인이 적으면 끈기가 적으므로 박력분이 된다.

밀가루는 밀의 품종에 따라 또는 용도에 따라서 제분하여 등급을 구분하고 있나.

색이 흰 것은 상품이고 색이 나쁜 것은 하품이다. 그리고 겨가 많은 것이 하품에 속한다. 그러나 겨가 들어있는 것이 건강식에 가깝다. 단백질, 지방, Ca, Na, P, $B_1 \cdot B_2$ 니코친산이 더 많은 것이다. 그러니까 값이 싼 하품이 건강에는 더 좋다는 것이다.

시중에 판매하고 있는 밀가루는 보기 좋게 하기 위하여 표백하였다. 밀가루를 표백하는데는 몇 가지 화학약품을 사용하기 때문에 이 또한 3백의 하나로 지목되고 있는 것이다.

밀가루 제분공장에서 포대에 넣기 전에 가루를 표백한다.

그리고 소맥분의 색은 그 입자의 크기, 겨의 혼입 정도, 정선 (情選) 여부, 소맥분의 색소에 따라서 결정된다. 표백의 목적은 소맥분 자체내의 지방 중에 함유되어 있는 황산 색소 곧 카로틴을 산화하여 무색으로 하는 것이다.

생야채식의 이론과 효능

생식 생활의 신비

　구약성서 창세기 제 1장 29절에 보면 아래와 같은 구절이 있다.

　"하나님이 가라사대 내가 온 지면의 씨 맺는 모든 채소와 씨 가진 열매 맺는 모든 나무를 너희에게 주노니 너희 식물이 되리라 또 땅의 모든 짐승과 공중의 모든 새와 생명이 있어 땅에 기는 모든 것에게는 내가 모든 푸른 풀을 식물로 주노라 하시니 그대로 되리라"

　음식은 가급적 무엇이고 생식을 하는 것이 좋다.

　물만 하더라도 천연수를 마셔야 한다. 생수는 체내의 불순물을 씻어내고 여러 가지 미네랄이 많아서 위산을 중화하며 미네랄을 보급함으로서 우리의 건강뿐만 아니라 질병치유에도 효력이 있다.

　그 중에는 활발하게 우리의 생명을 유지하여 주는 과학적으로 이루 다 헤아릴 수 없는 귀중한 물질이 많이 함유되어 있다.

실제로 그 예를 들면 단식을 할 때 물만 마셔도 20일 내지 30일은 생명을 유지할 수 있는 것으로도 알 수 있다. 그러나 이것을 한번 끓이면 그 물은 벌써 생명을 잃은 물이 되고 만다. 곧 사수(死水)가 된다.

목이 마를 때에 생수를 마시면 갈증이 멎지만 온수를 마시면 구갈증이 다시 일어난다. 이것을 식힌 후에 화초에 계속하여 주면 발육이 멎는다. 금붕어에 주면 오래지 않아 죽어 버린다. 또 사람이 과학의 힘을 빌어 해수와 똑같은 성분으로 만들 수는 있지만 인조해수 속에서는 바다의 생물이 살지 못하고 성장하지도 못한다. 여기에 천년해수를 적당히 혼합하면 생물은 자연히 자라난다는 사실 역시 재미있는 현상이다. 과학적 지식으로서는 도저히 알 수 없는 대자연의 신비다.

생물의 발육, 건강유지, 질병의 예방, 치료 목적을 달성하자면 천연 해수를 인조해수에 혼합하듯이 우리의 식탁에도 가능한 한 자연식인 생식을 많이 상비하는 것이 좋겠다.

질병예방, 노화예방, 미용, 건강을 위하여 야채 생식은 특히 상식하는 것이 좋다.

생식 요법의 특징

- 태양광선 에너지를 충분히 이용할 수 있다.
- 대지의 영양분을 충분히 이용할 수 있다.
- 비타민을 충분히 이용할 수 있다.
- 식염의 함유량이 적다.
- 알칼리성 식품의 섭취가 용이하다.
- 단백질의 필요량이 적어진다.
- 수분의 공급이 적어도 된다.
- 촉매 작용이 강한 효소를 섭취할 수 있다.
- 포만가(飽滿價)가 높다.
- 위장의 연동작용을 고무한다.
- 세포가 갱신되고 젊어진다.
- 영양상의 결함을 보충한다.

날것은 삶은 것보다 정력이 강해지고 기분이 또한 좋다는 사실을 우리는 너무나 잘 알고 있다. 그 예로서 쑥갓이나 상추 쌈을 먹으면 잠이 잘 오며 날깨, 날미역 같은 것을 먹으면 발육이 좋아질 뿐만 아니라, 모발도 검어지고 면역기능도 강화된다.

물과 마찬가지로 생식품은 산 음식이라고 하고 삶은 것은 죽은 음식이라고 할 수 있다.

죽은 음식이라 함은 곧 가열하여 단백질이 응고(凝固)됨에 따라 소화하기 어렵고 흡수가 늦어지거나 효소(酵素)비타민 등이 파괴되어 그 능력이 자연 소멸되고 마는 것을 이른다. 아울러 호르몬 같은 것도 위력이 약해지고 만다. 그밖에도 태양광선에너지가 손실된다.

생수는 왜 몸에 좋은가

사람들은 평상시에 햇빛이나 공기의 혜택을 잊고 사는 것과 같이 물에 대한 은혜를 잊고 살아간다.

물은 생명소의 하나다. 옛부터 생명수(生命水), 생수(生水), 약수(藥水)라고 하여 우리의 생명의 근원으로 알고 있다.

사람은 캄캄한 암흑 속에서 며칠 동안을 지내며 생명을 유지할 수 있지만 물의 공급을 완전히 금지한 상태에서는 5일 이상 생명을 유지할 수가 없다고 한다.

생명체의 신비(神秘)로 모체내(母體內)에 잉태한 태아(胎兒)는 양막량내(羊膜裏內)의 양수 중에 떠돌면서 자라나다 드디어 달이 차면 양수와 함께 새 생명으로 태어난다.

그리고 최초로 요구하는 것이 물로 된 모유(母乳)이다.

생수는 천연(天然)이 사람에게 내려준 깨끗하고 생기(生氣)가 있는 자연수를 가리킨다. 열을 가하거나 인공적으로 약제를 첨가하거나 불순물이 들어있는 물 또는 칼슘이온수나 무슨 무슨 활성수와 같은 가공수가 아니다. 이러한 자연수, 즉 살아 있는 생수를 마시는 것은 아주 간단히 어디서나 실천할 수 있으면서도 아주 중요한 건강방법이다. 우리는 대개 생수를 매일 2 *l* (1되)정도 마셔야 한다. 그러나 절대로 급하게 벌컥벌컥 마셔서는 안된다. 조금씩 조금씩 침하고 섞어서 천천히 마시도록 하여야 한다. 만약 처음부터 급하게 생수를 마시면 위장에 부담을 주기 때문이다. 더욱이 배가 찬 사람은 유의하여야 한다. 우리들은 오래 전부터 물에 체하면 약이 없다는 말을 들어왔다. 식체(食滯)나 약독은 생수가 고칠 수 있지만 물에 체한 것은 고치기 힘이 든다.

한편 물에는 미량원소(微量元素)가 다 들어있기 때문에 이 이상의 종합 미네랄의 영양제는 없다.

물은 다 형체는 같은데 왜 생수를 마셔야 하느냐 끓인 물도 많이 마시면 되지 않느냐고 반문 할 수도 있다.

그러나 일단 끓인 물은 생수와는 전혀 다르다. 상쾌한 맛도 없지만 자연의 생기(生氣)와 활력소(活力素)의 효소가 없다. 산소도 달아나고 유기칼슘, 마그네슘 등의 무기질도 변해버린다. 유기철분은 산화되어 가라앉는다.

생화학적으로 생수와는 전혀 다른 것이 된다. 우리 신체에 아주 필요한 비소와 불소가 물을 끓이면 공중으로 산화하여 버린다. 그러므로 살아있는 생체의 세포에는 끓인 물이 아니라 유기적인 생수가 유효하다. 그러니 끓인 물을 계속하여 마시는 것과 생수를 마시는 것과 얼마나 큰 차이가 나겠는가. 건강을 유지하는데는 누구든지 생수에 대한 상식이 있어야 하겠다. 그리고 끓인 물은 체내에서 배설이 잘 안되고 체내의 혈액을 맑게 하는 힘이 약하다.

비근한 예를 들면 일단 끓였다 식힌 물을 금붕어나 화분에 계속하여 주면 붕어와 화초는 죽고 만다. 우리는 이런 사실을 보더라도 생수와 끓인 물의 차이점을 명백하게 알 수 있다.

물을 끓여서 먹으라고 하는 말은 세균으로 오염이 된 물을 두고 하는 말이다.

그리고 우리들은 하루에 적어도 한 되(2 l)정도의 물을 마셔야 한다. 그러나 체구와 체력과 활동여하에 따라 그 양을 조절할 필요가 있다.

그 이유인즉 우리 인체를 구성하고 있는 세포수가 20억조(兆)개나 되므로 이에 충분한 양을 공급하여 신체의 신진대사를 원만하게 하기 위하여 필요한 양이다. 이때에 우리가 먹는 식품에 포함된 수분량을 계산하여야 한다. 인체의 체액의 65%~75%가 수분이다. 이 수분이 부족하면 인체내의 신진대사 작용이 원만하게 진행되지 못한다.

따라서 어른은 매일 약 2.5 l 의 수분을 섭취해야 되는데 그

중 약 0.5 l 는 음식물을 통하여 자연스럽게 섭취하고 있다. 나머지 2 l 는 섭취하여야 한다는 결론이 된다.

 이와같이 생수는 올바르게 마신다면 우리의 건강을 유지하는데 한 방법이 될뿐 아니라 질병의 예방과 치료에도 도움이 된다.

 최고의 식품이요 최고의 약이 된다는 말로 해석할 수 있는 것이다. 무병장수의 묘약이라고 할 만하다. 이러한 생수의 효과를 정리하면 다음과 같다.

❶ 내장을 세척하여 유해 유독물을 희석하고 해독하여 이를 배설한다.
❷ 소화작용을 촉진시키고 이뇨 작용을 힌다.
❸ 혈액순환을 좋게 하며 혈액청정작용을 한다.
❹ 모세혈관의 순환작용을 원활하게 한다.
❺ 임파액을 활성화하고 이를 청결하게 한다.
❻ 체액을 조절하고 산·알칼리의 평형을 조절한다.
❼ 전분의 당화작용을 촉진시키고 생리적포도당을 생성한다.
❽ 체내의 노폐물을 배설하고 신진대사를 왕성하게 한다.
❾ 변통을 좋게 하고 숙변을 배제한다.
❿ 생활습관병병(고혈압, 당뇨병, 뇌졸중, 암, 신장병, 심장병) 등을 예방한다.

⑪ 생수는 술 독성과 염분을 잘 배설한다.
⑫ 체내의 각 조직에 영양분을 운송한다.
⑬ 체온조절
⑭ 세포의 신진대사를 활발하게 해준다.
⑮ 변통을 좋게 하여 변비를 예방해 준다.

그밖에도 구토의 치료, 칼슘 공급, 피부광택의 개선, 주독 예방, 궤양 방지, 발작 치유, 발한의 처치 등 물의 효능은 실로 무한한 것으로 알려지고 있다.

인간은 체구의 3분의 2의 수분을 보유하고 있다. 한의학에서는 병의 원인은 기혈수(氣血水)의 오독(誤毒)으로 인하여 생긴다고 주장하고 있기도 하다. 사람들은 항상 체내에서 나빠진 노폐물을 포함한 수분을 소변과 땀으로 빨리 체외로 배설하여야 한다. 이것을 왕성하게 하는데는 신선하고 좋은 약수를 계속 마시는 것이 좋다. 이와같이 체내에 수분을 공급하지 않으며 건강을 유지할 수 없다.

사람이 필요한 양의 음식을 섭취하여 소화시킬 때에 신체에 필요한 영양분을 얻을 수 있지만 한쪽으로 독소도 발생한다. 또 공해와 독물을 흡수하였을 때에 간장에서 일차적으로 해독이 되고 위장의 활동으로 소변이나 땀으로 이것을 배설하게 된다. 이와같은 생리작용을 하는 것도 물의 덕분이다. 이와 같은 이유로 사람들은 「물을 마시는 건강법」을 실천한다.

　이상에서 본 바와 같이 무병장수를 위한 자가면역력 증강법의 원리는 화학기호나 수학공식처럼 복잡하거나 어렵지 않다.

　누구나 마음만 먹으면 실천할 수 있는 내용들이다. 진리는 이처럼 평범한 곳에 있을 수 있다. 그러나 그 실천의 유·무에 따른 결과는 어느 것과도 비교할 수 없다.

　자가면역력을 증강시킬 수 있다는 것, 그것은 바로 무병장수로 귀결되기 때문이다.

　이 책을 읽은 독자들에게 필자가 한마디 덧붙이고 싶은 것은, 모든 병의 근원은 바로 자신이며 치료 또한 자신으로부터 시작된다는 것을 강조하고 싶다.

　그러므로, 난·불치병은 결코 있을 수 없는 것이다. 인간이 찾지 못했다고 해서 '희망' 마저 버릴 필요가 있겠는가.

　인간의 논리로 '난·불치병' 이라고 한만큼 다시 인간의 논리로 '고칠 수도 있는 것' 이다.

국내 최고의 대체의학 전문가가 소개하는

중국 5천년의 비전秘傳 건강법

- 13억 중국인의 민간비법

윤승천 편저

가정에서 쉽게 만들수 있는 강정요리,
놀라운 생활건강비법,
청춘을 돌려주는 호흡과 마찰,
명차와 명주 건강법

건강신문사
www.kksm.co.kr

의약醫藥에 의존하지 않고 모든 병을 스스로 고치고 예방할 수 있다

세계 최장수국 일본의 무병장수 비법 秘法

니시건강법
西式健康法

의학박사 **와타나베 쇼** 지음
한국자연건강회 회장 **김흥국** · 의료평론가 **윤승천** 편역

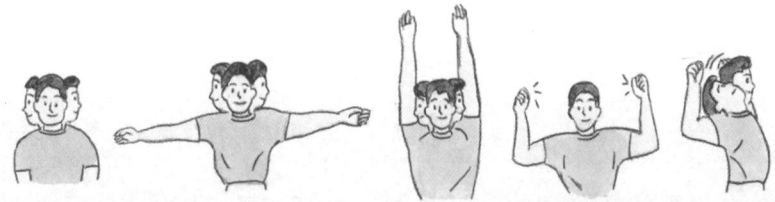

세계는 왜 지금 니시건강법 열풍인가

일본이 세계 최고의 장수국가가 될 수 있었던 것은
바로 니시건강법이 있었기 때문이다.

건강신문사
www.kksm.co.kr

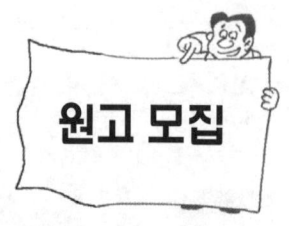

귀하도 훌륭한 저자가 될 수 있습니다.

건강신문과 건강도서 만들기 30여년,
아무나 흉내 낼 수는 있어도 누구도 따라올 수는 없습니다.
평생에 단 한가지 정보만 얻더라도 그 가치가 충분한 책을 만들기 위해
어떤 내용의 원고라도 정성껏 검토하여 답변을 드리겠습니다.

건강신문사는 건강신문사뿐만 아니라 '케이엠' '윌리엄북스' 의
계열출판사를 통해 세상의 어떤 원고라도 책으로 만들어 낼 수 있습니다.

건강신문사와 '케이엠' '윌리엄북스' 의 모든 책들은
교보문고, 영풍문고, 서울문고를 비롯한 전국의 모든 서점과
인터파크, Yes24, 알라딘 등 인터넷 서점을 통해 판매되고 있습니다.

원고를 집필중이거나 집필하실 분도 연락주시면
최선을 다해 상담해 드립니다.

전화 : 02)305-6077(대표)   팩스 02)305-1436
메일 : kksm305@hanmail.net
홈페이지 : www.kksm.co.kr / www.kkds.co.kr

건강신문사 / 케이엠 / 윌리엄북스

이 책을 통해 용감하게 암과 맞서 암을 떨쳐내기를!

　오랫동안 약국을 경영하면서 많은 암환자들과 난치·불치병 환자들을 상담하다 보니 암도 무서운 것만이 아니고 회복된다는 사실을 알게 됐다.
　우리 부부가 몇 십년 전에 간염, 간경화, 간암 등 간질환 환자들을 전문적으로 상담해주면서 굳은 간이 풀리고 간세포가 살아난다는 사실을 임상으로 확인하고 간세포가 살아난다는 주장을 했더니 아무도 믿지 않았었다.
　30여 년이 지난 지금은 간경화도 고칠 수 있고 간은 70% 정도까지 잘라내도 세포가 살아난다는 사실이 현대의학에 의해 입증됐다.
　이 책도 오랫동안 수많은 암환자들을 상담하면서 임상적으로 경험한 내용들이다. 암이 무섭고 두려운 것만이 아니라는 것.

　얼마든지 예방도 하고 고칠 수도 있다는 사실을 밝히고 싶을 뿐이다.
　대부분의 암환자들은 절망하거나 무섭게 생각한다. 그런 환자들이 이 책을 통해 용감하게 암과 맞서 암을 떨쳐내기를 소망한다. 나쁜 유전인자를 버리고 세포와 뼈와 피를 건강하게 하면 모든 암은 일치하며 고칠 수 있다.

– 약사·한약조제사 백순엽·김광남

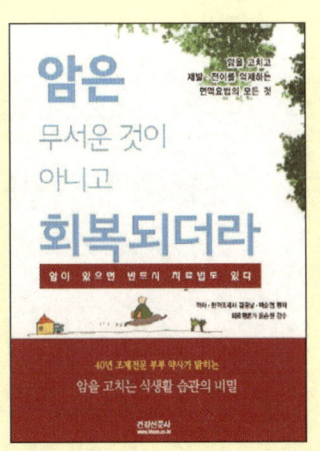

편자 / **약사·한약조제사 김광남·백순엽**
감수 / **의료평론가 윤승천**
332면 / 값 15,000원

건강신문사 kksm.co.kr T. 02-305-6077

국내 최고의 해부학 교수가 분석한 체질의학의 교본

서울의대 이명복 교수의
사상체질 · 팔상체질 감별법
사상체질 · 팔상체질 식이요법

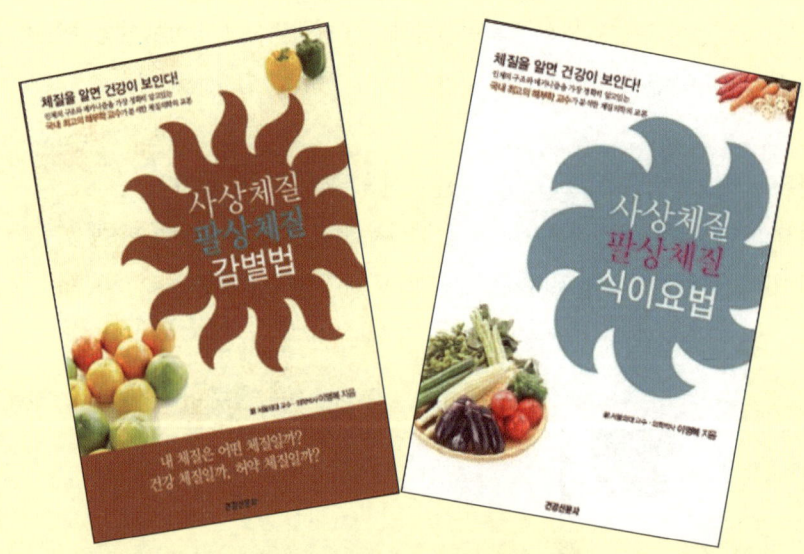

의학박사 이명복 지음 / 각권 15,000원

건강신문사 kksm.co.kr T. 02-305-6077